卫生管理研究与医院管理实践

主编 刘 腾 杨艳红 田清燕 李 佳

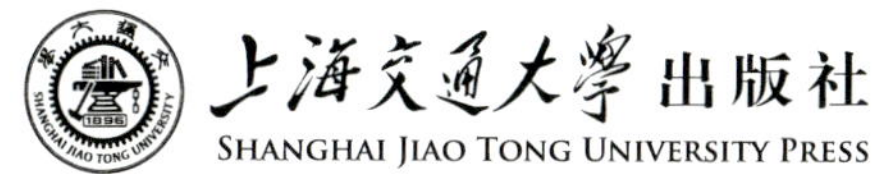

内容提要

本书共7个章，分为卫生管理和医院管理两部分。本书首先介绍了卫生管理的相关内容，包括卫生组织体系、突发公共卫生事件的应急管理和预案、传染病的调查监测和防治策略等；然后阐述了医院管理的内容，包括医院管理的基本职能、医院质量管理、电子病历基本功能和归档、电子签名等。本书内容详略得当、结构清晰、逻辑严密，适合卫生管理专业的本科生、研究生，也适合医院管理者、政策制定者，以及其他对卫生管理感兴趣的读者阅读与参考。

图书在版编目（CIP）数据

卫生管理研究与医院管理实践 / 刘腾等主编. 上海 ：上海交通大学出版社，2024.8. -- ISBN 978-7-313-31216-7

Ⅰ. R19

中国国家版本馆CIP数据核字第2024NW0969号

卫生管理研究与医院管理实践

WEISHENG GUANLI YANJIU YU YIYUAN GUANLI SHIJIAN

主　　编：刘　腾　杨艳红　田清燕　李　佳
出版发行：上海交通大学出版社
地　　址：上海市番禺路951号
邮政编码：200030
电　　话：021-64071208
印　　制：广东虎彩云印刷有限公司
经　　销：全国新华书店
开　　本：710mm × 1000mm 1/16
印　　张：11.75
字　　数：204千字
插　　页：2
版　　次：2024年8月第1版
印　　次：2024年8月第1次印刷
书　　号：ISBN 978-7-313-31216-7
定　　价：198.00元

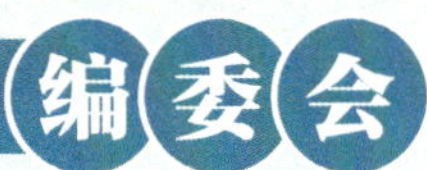

编委会

主　编

刘　腾　杨艳红　田清燕　李　佳

副主编

乔全来　赵永华　焦　鹏　李　孟

编　委（按姓氏笔画排序）

王子文（中国人民解放军联勤保障部队第九六七医院）

王天娇（浙江省疾病预防控制中心）

孔　琼（新疆医科大学第一附属医院）

田清燕（山东省聊城市中医医院）

乔全来（山东中医药大学附属医院）

刘　蓓（山东中医药大学附属医院）

刘　腾（济宁医学院附属医院）

刘自宽（山东省泰安市中医医院）

孙　妙（山东省文登整骨医院）

孙芳瑞（黑龙江中医药大学附属第一医院）

李　佳（山东省日照市卫生学校）

李　孟（黑龙江中医药大学附属第一医院）

杨艳红（山东省枣庄市市中区医疗保障局）

赵永华（山东省临沂高新医院）

焦　鹏（山东省济宁市第一人民医院）

谢天峰（黑龙江中医药大学附属第一医院）

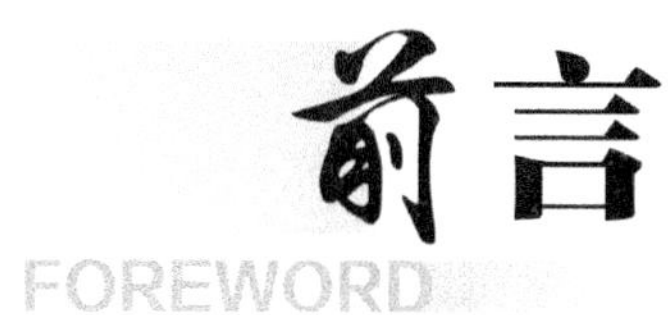

前言

随着中国特色社会主义进入新时代、人口老龄化进程的加快及疾病谱的变化，人民群众对健康的需求也不断提高。卫生管理学是公共事业管理、社会医学与卫生事业管理等相关专业学生了解和掌握卫生管理学基本原理和方法的重要课程，同时也是医学人文社会科学的重要内容，可以帮助医学及相关专业学生了解卫生系统与卫生政策，形成卫生系统全局观念，更好地了解与明确新时期人民健康服务需求。医院管理学是卫生事业管理专业重要学科之一，现代化医院管理制度是指医院在新型的公共治理框架下，形成的一套关于政府、所有者代表与医院之间责任与权利关系的制度体系，包括政府宏观治理制度和微观的医院内部管理制度，医院内部管理制度涉及医院的运行机制，建立正确的激励和约束机制。加强医院制度建设，用制度文化激励和约束每个职工的行为，形成规范的医院管理体系、高效的制度实施体系、严密的制度监督体系、有力的制度保障体系，营造一个职工工作舒心、患者就诊满意、政府放心的医院文化氛围。

为了加强卫生和医院管理，规范医院管理行为、职业道德行为、医疗服务行为，提高医疗质量，保证医疗安全，防范医疗差错事故发生，编者们编写了《卫生管理研究与医院管理实践》一书。本书汇集了卫生管理领域最新的研究成果和医院管理实践的丰富经验，不仅关注卫生管理的理论发展，更注重其实践应用，旨在为相关从业人员提供有价值的参考和指导。

本书涵盖了卫生管理和医院管理的重点内容，包括突发公共卫生事件应对与处理、医院质量管理、电子病历管理、医院感染管理等。在结构上，本书遵循了逻辑严密、条理清晰的原则。从基础理论到实际应用，各章节之间相互呼应，构成了一个完整的卫生和医院管理体系。本书既适合卫生管理专业的学生，也适合医院管理者、政策制定者以及其他对卫生管理感兴趣的读者阅读。

由于时间仓促，加之水平有限，书中有不妥之处，敬请提出宝贵意见，以便下次修订。

《卫生管理研究与医院管理实践》编委会

2024 年 2 月

目录

CONTENTS

第一章　卫生事业管理 ……………………………………………… (1)
第一节　概述 ……………………………………………………… (1)
第二节　卫生组织体系 …………………………………………… (6)
第三节　医政管理 ………………………………………………… (9)
第二章　突发公共卫生事件应对与处理 …………………………… (15)
第一节　突发公共卫生事件应急管理 …………………………… (15)
第二节　突发公共卫生事件应急工作机制 ……………………… (18)
第三节　突发公共卫生事件预案 ………………………………… (21)
第四节　突发公共卫生事件的应急处置 ………………………… (29)
第三章　传染病的控制与管理 ……………………………………… (37)
第一节　传染病的调查监测 ……………………………………… (37)
第二节　传染病疫情报告管理 …………………………………… (47)
第三节　传染病的预防与控制 …………………………………… (53)
第四节　传染病的消毒与隔离 …………………………………… (60)
第四章　医院管理 …………………………………………………… (65)
第一节　基本职能 ………………………………………………… (65)
第二节　基本方法 ………………………………………………… (70)
第三节　任务与内容 ……………………………………………… (77)
第四节　挑战与变革趋势 ………………………………………… (82)
第五章　医院质量管理 ……………………………………………… (87)
第一节　医院评审评价 …………………………………………… (87)

第二节　门诊质量管理 …………………………………………………… (101)
第三节　急诊质量管理 …………………………………………………… (115)
第四节　病案质量管理 …………………………………………………… (123)
第六章　电子病历管理 …………………………………………………… (131)
第一节　基本功能与管理 ………………………………………………… (131)
第二节　归档 ……………………………………………………………… (141)
第三节　电子签名 ………………………………………………………… (143)
第四节　病历信息安全保障 ……………………………………………… (146)
第七章　医院感染管理 …………………………………………………… (150)
第一节　医院感染监测制度 ……………………………………………… (150)
第二节　多重耐药菌感染预防与控制 …………………………………… (156)
第三节　职业暴露的预防和处理措施 …………………………………… (168)
参考文献 ……………………………………………………………………… (181)

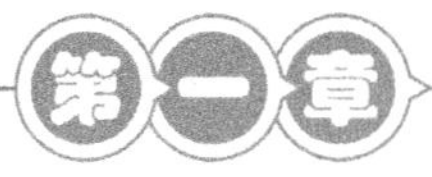

卫生事业管理

第一节　概　述

一、管理

管理是对组织的资源进行有效的整合，以达到组织既定目标与责任的动态的创造性过程。它的本质是放大所管辖系统的功效和创造新的功效，目的是提高所管辖系统的工作效率，促进系统健康稳步地发展。

(一)管理的基本原理

1.系统原理

系统是由若干相互关系、相互作用的部分组成，在一定环境中具有特定功能的有机整体，系统内可分成若干个子系统。

2.整分合原理和责任原理

整分合原理是指在把握整体性的前提下分工合作，即对管理目标和任务要整体把握、科学分解和组织协调；责任原理是要在合理分工的基础上明确每个部门和个人的工作任务、相应的责任。

3.封闭原理和反馈原理

封闭原理是指任何一个系统内的管理手段必须构成一个连续封闭的回路，形成有效的管理活动；反馈原理指控制系统把信息输出后，将作用结果返回，对信息的再输出发生影响，以达到预定的目的。

4.人本原理

人本原理是指以人为中心的管理思想。其主要观点：职工是企业、事业的主体，职工参与是有效管理的关键，服务于人是管理的根本目的。

5.效益原理

在管理工作中要注意讲求实际效益，即以最小的消耗，获得最大的社会经济效益。

(二)管理机制

管理机制是以客观规律为依据，以组织结构为基础，由若干子机制(包括运行机制、动力机制、约束机制)有机组合而成的。

1.运行机制

运行机制指组织基本职能的活动方式、系统功能和运行原理，管理的五大职能为计划、组织、控制、激励和领导。

2.动力机制

动力机制是指管理系统动力的产生与运作的机制，主要由政令驱动、利益推动、社会心理推动 3 个方面构成。

3.约束机制

约束机制是指对管理系统行为进行限定与修正的功能与机制，主要包括权力约束、利益约束、责任约束、社会心理约束 4 个因素。

(三)管理的基本职能

1.计划与决策

计划是指确定组织的目标、制订达到目标的整体战略、开发 1 套分计划以便整合及协调各种活动。计划职能是医院医疗保险管理的首要职能。计划按时间分类，可分为长期计划、中期计划和短期计划；按计划的对象划分，可分为综合计划、局部计划、项目计划；按计划内容的表现形式分类，可分为宗旨、目标、策略、政策、规则、程序、规划和预算等。计划工作的步骤为估量机会、确定目标、确定前提、发掘方案、评价方案、选择方案、制订派生计划、用预算形式使计划数字化。

决策是指为了达到一定的目标，从 2 个以上的可行方案中选择 1 个合理方案的分析判断过程。决策是决定组织管理工作成败的关键，是实施各项管理职能的保证，具有超前性、目标性、选择性、可行性、过程性、科学性的特征。决策按重要程序划分，可分为战略决策、战术决策和业务决策；按决策的重复程序划分，可分为程序化决策和非程序化决策。决策的程序为确定决策目标、拟定备选方案、评价备选方案、选择方案。

目标管理是由 1 种目标设定的制度，也是 1 种系统管理的方法，它提供了 1 种将组织的总目标转化为各个层次和每个成员具体目标的有效方式。目标管理有 4 个要素:明确具体的目标、参与决策、明确的时间规定和绩效反馈。目标管理的实施步骤:目标建立、目标分解、目标控制、目标评定。

2.组织与人员配备

组织是为了达到特定目标,经由分工和合作及不同层次的权力和责任制度而构成的人的集合。划分组织部门的原则有目标任务原则、层级原则、责权利相结合的原则、分工协作和高效原则、管理幅度原则、统一指挥和权力制衡原则、集权与分权相结合原则、弹性结构原则。

人员配备是组织根据目标和任务需要选择、使用、评价和培训人员,以完成组织结构中规定的各项任务,达到整个组织目标的职能活动。人员配备的原则有经济效益原则、因事择人原则、任人唯贤原则、量才使用原则、程序化和规范化原则。

3.控制与协调

控制是指组织在动态变化的环境中,为确保实现既定的目标,而进行检查、监督、纠偏等管理活动。按控制的性质划分,可分为预防性控制、更正性控制;按控制点的位置划分,可分为预先控制、过程控制、事后控制。

协调是指正确处理组织内外各种关系,为组织正常运转提供良好的条件和环境,促进组织目标的实现。协调包括组织内部的协调、组织外部的协调、冲突协调。沟通是指人与人之间传达思想或交换信息的过程,广泛存在于组织的管理活动中。沟通的作用是提高管理者决策能力、解决冲突和协调组织行动、促进组织效率提高和组织变革及创新。

4.激励与领导

激励是指人类活动的一种内心状态,它具有加强和激发动机、推动并引导行为使之朝向预定目标的作用。激励有利于激发和调动职工的积极性,有助于增强组织的凝聚力,有助于将职工的个人目标与组织目标统一起来,促进个人目标与组织整体目标的共同实现。领导是在一定的社会组织或群体内,为实现组织预定目标,领导者运用其法定权力和自身影响力影响被领导者的行为,并将其导向组织目标的过程。领导的作用的主要表现:制定并落实组织目标;指导组织设计并从事人员配备;保证组织的维系和正常运行;领导职能是其他管理职能的集中体现。

(四)管理方法

管理方法是管理机制的实现形式,是管理者为实现组织目标、组织和协调管理要素的工作方式、途径或手段。管理方法可按以下方法分类。

(1)按作用的原理分为经济方法、行政方法、法律方法和社会心理学方法。

(2)按适用的普遍程度,分为一般管理方法和具体管理方法。

(3)按定量化程度,分为定性管理方法和定量管理方法。

二、卫生事业管理

(一)卫生事业

事业通常有2种含义。一是指人们所从事的、具有一定目标和规模的、对社会发展有影响的系统活动。二是指不以营利为目的,在其运行中由国家提供经费补助的社会公共事务。

卫生事业是一项社会事业,社会事业通常指科学、教育、文化、卫生等具有明显公益性的行业。卫生事业是指为增进人民健康所采取的组织体系、系统活动和社会措施的总和,这些组织和活动以追求社会效益为目的,由政府领导并提供必要的经费补助。我国卫生事业的性质是政府实行一定福利政策的社会公益事业。

1.卫生事业的特点

(1)政府在卫生事业中发挥主导作用。政府设计卫生制度和政策,并管理卫生机构,为卫生事业的运行和发展提供资源上的帮助。

(2)卫生事业以维护和增进人民健康为目的,其任务不仅仅是治疗,还包括预防、保健、康复等多方面的工作。

(3)卫生事业为全体人民服务,工作对象不只是患者,也包括健康和亚健康的人群。

(4)卫生事业具有系统性和复杂性。卫生事业是个大系统,由许多子系统组成,具有高度复杂的特点,同时面临着人民群众的卫生需求和资源有限性之间的矛盾。

2.影响卫生事业发展的因素

(1)社会制度:社会制度不同,国家体制就存在差异,卫生事业发展的重点、方针政策及管理体制也会不同。我国卫生事业的宗旨是为人民健康服务。

(2)经济基础:经济发展水平决定了卫生事业发展的水平。同时,卫生事业的发展亦能促进经济发展水平的提高。

(3)管理水平:在同样的资源条件下,管理水平的高低、管理质量的好坏直接影响到预期结果。卫生事业的发展很大程度上取决于卫生管理水平。

(4)文化背景:一个国家民族的文化素质水平直接影响着卫生事业的发展,

文化水平几乎与卫生工作、健康水平呈正相关关系，主要表现在健康教育、卫生保健接受性、卫生人力资源 3 个方面。

(5)人口状况包括人口数量、质量和构成。不同的人口状况所反映出来的卫生服务需求不一样，卫生事业发展的重点也不同。

(6)科技发展水平：科技发展水平促进了卫生事业的发展，使基础医学、临床医学、预防医学得到了发展，高科技使许多新技术在卫生领域中得以应用，加快了卫生事业的发展，也对卫生事业管理提出了更高的要求。

3.卫生改革与发展应遵循的原则

(1)以人为本的原则：卫生发展与改革要坚持为人民服务的根本宗旨，把提高人民健康水平作为工作的中心和目标，优先发展和保证有利于人民健康的基本医疗卫生，并通过追求基本权利的实现，保障人民得到良好的健康服务。

(2)公平优先，兼顾效率的原则：公平是指不同人群均等化地享有基本的卫生服务，卫生资源是根据需求而不是根据支付能力来分配；效率是指用最少的卫生资源投入达到同样的健康效果，或利用同样的资源投入但产生更大的健康效果。

(3)人人享有健康的原则：不论是城市还是农村，不论是发达地区还是欠发达地区、贫困地区，人人都享受基本医疗保健和卫生服务的基本权利。

(4)低收入人口优先受益的原则：为缩小不同人群之间因支付能力的强弱而造成的健康差距，优先为低收入者提供最基本的医疗卫生服务和医疗保障。

(5)供给与竞争的原则：为实现全体人群享有基本医疗服务的目标，政府必须提供有效的医疗卫生供给。通过行政、经济、法律的手段引导和管理市场，引入竞争机制，提高医疗供给方的积极性，促进医疗卫生服务的发展。

(二)卫生事业管理

卫生事业管理是指政府、卫生行政部门及有关行政部门根据卫生事业的规律和特点，将卫生资源进行优化配置，及时合理地提供给全体人民，并对维护和增进人民健康的组织体系、系统活动和社会措施进行管理。卫生事业管理的主体是政府、政府卫生行政部门和政府其他相关部门。卫生事业管理的对象是各种卫生机构及相关机构、卫生服务的提供者及相关人员。

1.卫生事业管理的方式

(1)计划方式：各种卫生计划发挥着明确事业发展目标、选择适当政策和措施、保持卫生资源供需合理的作用。计划具有方向性、指令性和指导性，主要包括卫生事业发展的中长期规划、区域卫生规划、卫生事业的财政预算、医疗机构设置规划等。

(2)法律方式:指政府通过法律、法规来调整社会各主体之间的关系。法律手段具有约束性、强制性和稳定性。管理卫生事业的法律、法规包括全国人大常委会制定的《中华人民共和国医师法》、国务院制定的《医疗机构管理条例》等。

(3)经济方式:政府通过经济机制对卫生机构的运行进行调节和控制的方式。经济方式具有间接性、灵活性、灵敏性和自觉性的特点,包括财政手段、价格手段、税收和收费手段等。

(4)行政方式:政府运用行政方式管理卫生事业的主要表现是政策和行政命令。政府通过行政方式规范各类社会主体的行为,规范卫生机构的行为,使之能提供符合人民群众需要的服务。

(5)项目方式是近年来兴起的政府管理卫生事业的方式,即事先明确一项重要的卫生工作的目标、资源投入、项目主体和负责人、起止时间,按照计划、实施、评估等环节进行管理的方式。

2.卫生事业管理的内容

(1)优化卫生政策:卫生政策指政府为保障人民健康而制定的方针、措施和行为规范。卫生政策管理包括卫生政策的研究制定、实施和政策分析评价。

(2)合理配置卫生资源:卫生资源包括人、财、物、技术、信息等。卫生事业的运行和发展需要运用大量的卫生资源,应科学地管理这些资源,提升卫生服务的质量。

(3)科学地编制和实施卫生计划:通过正确的卫生计划明确发展目标,选择适当的行为规范和措施,保证卫生事业发展的科学性。

(4)提升卫生系统功能:卫生事业管理所针对的机构和人员,组成了复杂的系统和体系,如医疗服务体系、卫生管理体系、公共卫生体系、卫生监督执法体系等,这些体系应良性互动和有机配合,使系统功能整体优化和系统产出最大化。

第二节　卫生组织体系

卫生组织体系的最终目的是保护人群健康,它是健康的防御系统。我国卫生改革的焦点一直集中在医疗体制改革、医药流通体制改革和医疗保障体制改革等领域。我国对出现公共卫生突发事件时如何从容应对，卫生组织如何高效地保障人民的健康等问题有了更多的思考，对建立健全我国卫生组织体系的重视也达到了前所未有的程度。

一、概念

卫生组织是指在一定区域内，根据人群的健康需求，通过区域卫生计划，以保护和增进人群健康为目标的各种不同的组织群。卫生组织的基本功能是通过安全、有效、方便、价廉的基本医疗服务和公共卫生服务，满足居民明确和潜在的健康需求。广义的卫生组织体系包括卫生管理体系、卫生提供体系，以及其他一切与卫生相关的第三方组织，即卫生行政、卫生服务和卫生第三方组织。狭义的健康组织体系指卫生组织体系，包括直接提供卫生服务的组织，如医疗机构、预防保健组织等，具有直接管理卫生职能的卫生行政组织，以及卫生第三方组织。

二、我国的卫生组织体系

卫生组织体系包括管理卫生职能的卫生行政组织，提供卫生服务的组织，以及卫生第三方组织等。卫生组织体系的 3 个部分紧密联系，共同构成 1 个有机整体。我国的卫生组织体系构成如图 1-1 所示。

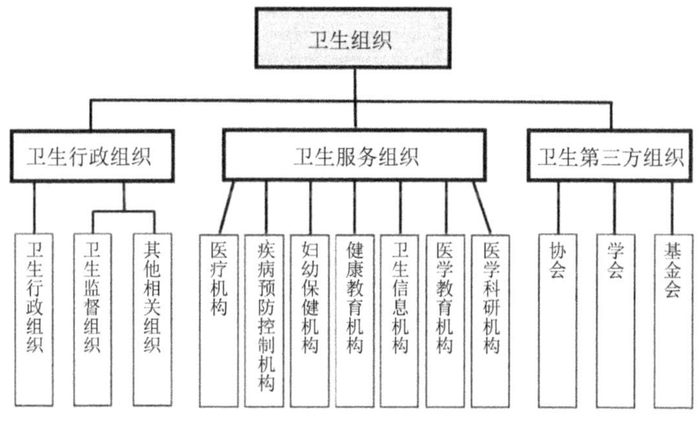

图 1-1　我国的卫生组织体系

(一)卫生行政组织

卫生行政组织是指那些对卫生事务实施管理的政府组织，通过制定和执行卫生政策、法规来引导和调控卫生事业的发展。

我国的卫生行政组织主要由卫健委(原卫生部)、省(直辖市、自治区)卫健委(卫生厅)(局)、地区(地级市、自治州、盟)卫健委(卫生局)、县(县级市、旗)卫健委(卫生局)构成。与卫生有关的其他行政部门有人力资源和社会保障部门、民政部门、国家计划生育委员会等。省级卫生行政组织(卫健委)的部门设置如图 1-2所示。

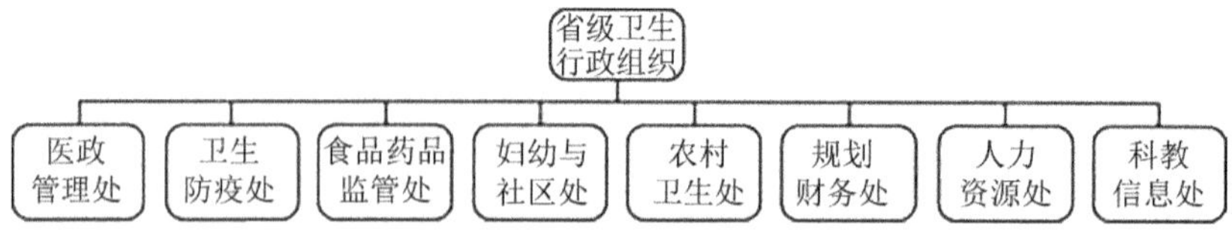

图 1-2 省级卫生行政组织的部门设置

(二)卫生服务组织

卫生服务组织是指以保障居民健康为主要目标,直接或间接地向居民提供医疗、预防、保健、康复等卫生服务的组织。

我国的卫生服务组织包括医疗机构、疾病预防控制机构、妇幼保健机构等。医疗机构是以疾病治疗为主,同时具有预防、康复、健康咨询等多种功能,为保障人民健康进行服务的卫生组织。疾病预防控制机构是运用预防医学理论、技术进行卫生防疫工作的监测、科研、培训的专业机构。妇幼保健机构是从事妇幼卫生业务工作的专业组织,负责妇幼人群的预防保健工作。

与卫生服务相关的组织有医学研究机构、医学教育机构等。我国的医学研究机构有中国医学科学院、原卫生部医院管理研究所、原卫生部卫生经济研究所等。医学教育机构是培养各级、各类卫生人员、对在职人员进行培训的专业机构,我国医学教育机构设有高等医学院校、卫生干部进修学院等机构,在 2000 年以前属于卫生行政部门领导,之后大部分划归到教育部门管理。

(三)其他卫生组织(第三方组织)

第三方组织即非政府组织,即具有组织性、非政府性、非营利性、自治性和志愿性等特征的组织。卫生第三方组织是相对于卫生行政组织和卫生服务组织以外的、由各种非政府部门及广大群众自发组建的非政权性质的社会团体。我国的卫生第三方组织主要包括与卫生相关的学会、协会、基金会等,如中华医学会、中国医院协会、中国红十字基金会等。

中华医学会成立于 1915 年,是中国医学科技工作者自愿组成的学术性、公益性、非营利性法人社团,下设各专科分会,其主要业务包括开展学术交流、出版医学期刊、开展医学继续教育、医学科技项目评价等。中国医院协会是由各级各类医疗机构自愿组成的全国性、行业性、非营利性的群众性团体,宗旨是发挥行业指导、自律、协调、监督作用，提高医疗机构管理水平，推动医疗机构改革和建设的持续健康发展。中国红十字基金会是经民政部登记注册的全国性公募基金会，以弘扬人道、博爱、奉献的红十字精神为宗旨，致力于改善最易受伤害人群的境况，以关注和保护人的生命与健康为机构使命。

第三节　医政管理

一、概述

医政管理是指政府卫生行政部门依照法律法规及有关规定对医疗机构、医疗技术人员、医疗服务及其相关领域实施行政准入并进行管理的过程；医疗服务监管是指政府卫生行政部门制定医疗机构、医疗服务、医疗质量监督管理的绩效考核评价体系并对医疗机构、医疗服务实施监督管理的过程。医政管理与医疗服务监管的行政主体是政府各级卫生行政部门，医政管理与医疗服务监管密切相关，2013 年国家卫生和计划生育委员会将原卫生部的医政司和医管司合并为医政医管司，相应各省、市、自治区卫生厅（局）设医政医管处，各市（地）卫生局设医政科，各县（旗）、县级市、市辖区卫生局设医政股（科）。医政管理与医疗服务监管的实质就是医疗卫生工作的政务管理，以下统称为医政管理。与医院管理不同，医政管理是政府卫生行政机关对医疗卫生机构和医疗服务的管理，体现国家政策、法律和公共政策的强制性，属于公共行政管理。而医院管理是应用现代管理手段，使医院的人力、物力、财力等资源得到有效配置，达到医疗服务的最佳社会效益与经济效益，属于经营管理和公共事业管理。

二、医政管理对象

（一）医疗组织

医疗组织包括城、乡医疗机构和基层医疗组织、个体、集体和私营医疗院所，城、乡医疗预防体系的组织和建设，康复、疗养院所和急救、输血机构等。管理重点是资源分布、规模数量、专业结构、基本条件、技术建设等。

（二）医疗活动

医疗活动包括技术活动、行为道德、医疗秩序等。管理目的是保证各类医疗活动按科学规律和规范要求正常进行。

(三)医疗市场

通过管理医疗市场为医疗单位创造良好的经营环境和竞争环境,同时利用市场机制调节医疗供求关系。

三、医政管理基本手段

(一)行政手段

行政手段是最古老,也是最基本的管理手段。行政手段具有以下特点。

1.集中统一

行政手段是集中管理和统一指挥所必需的手段,任何组织要统一目标、统一意志、统一行动,就离不开行政手段。

2.灵活具体

行政手段可以针对具体事物、特殊事物,一事一议一决并可根据需要随时变更或补充,这是法律手段所办不到的。

3.保密性好

运用行政手段进行管理,可根据实际需要,在一定时期或一定范围内秘密进行。

行政手段的缺点是稳定性、民主性、科学性较差,易产生长官意志、官僚主义、乱指挥等问题。

(二)法律手段

所谓法律手段就是要依法行政,这是近代和现代社会管理的重要手段。法律手段具有以下特点。

1.概括性

法律制约的对象不是具体的或个别的事物,而是抽象的、一般的,只要在法律适用范围内就普遍适用,并反复适用。

2.规范性

法律在适用范围内,对各种行为作出规定,为人们的行为或组织活动划定允许范围。

3.强制性

法律规范是由国家强制实施的,对于违法行为有明确且严格的惩处措施。

4.稳定性

法律具有相对的稳定性,一项法律颁发后,一般要沿用多年,不宜频繁改动。

（三）经济手段

经济手段是运用经济规律和经济杠杆进行管理的一种方法，适用于具有经济活动的各类管理。运用经济手段进行医政管理，一方面是按经济规律办事，使经济活动摆脱各方面的干扰，由经济规律进行自动调节；另一方面是通过调节经济利益，实施奖励或惩罚，来改变人们的行为或经济运行状况。

四、医疗行政管理体系

医疗行政管理机构是卫生行政机关的组织部分，是卫生行政机关管理医疗工作的职能部门。我国卫生行政机关的设置是根据《中华人民共和国组织法》，按行政区域划分层次设置的，是隶属中央和地方各级政府领导下，进行医疗行政管理的职能机构。这种设置常随情况的变化而变动。以下介绍的是现行的设置状况。

国家政府（国务院）机关设卫健委，卫健委内设医政司。

各省、自治区、直辖市政府机关设省卫健委，省卫健委内设医政处。

各省、自治区、直辖市所管辖的市（地）、自治州政府设市卫健委，市卫健委内设医政科等。

各直辖市和较大的省辖市、自治州所管辖的区、县（自治区县）政府设卫健委（区、县），内设医政股。

各县（自治县）的乡、镇政府不设独立卫生行政机关，有专人管理卫生行政工作。从国务院卫健委到乡、镇政府构成卫生行政管理体系及医疗行政体系。

我国现行卫生行政机构及医政职能机构设置如图 1-3。

政府	卫生行政机构	医政职能机构
国务院	卫健委	医政司
省（市、自治区）政府	省卫健委	医政处
市（地）政府	市卫健委	医政科
县政府 乡政府	卫健委（区、县）	医政股

图 1-3　卫生行政机构及医疗行政体系

要扩展医政工作系统，目前来看，可向两方面扩展：一是根据工作需要，组织有关专家建立参谋组织，以提高管理决策的思维能力；二是将医疗方面的学会、协会、“防办”等群团组织和事业单位组织起来，纳入医政工作系统，承办一些具体管理事务，以减轻行政部门的工作压力，使之集中精力抓好全行业管理。

五、医疗卫生行业准入管理

医疗卫生活动以保护和促进人民的健康为宗旨，具有专业性和技术性、高质量性和无误差性，卫生服务的供给涉及人的健康和生命。因此，医疗卫生行业实行行政许可制度与准入管理。

(一)医疗机构准入管理

为了加强对医疗机构的管理，促进医疗卫生事业的发展，保障公民健康，国务院于 1994 年发布了《医疗机构管理条例》，原卫生部同年发布了《医疗机构管理实施细则》。医疗机构的准入程序包括以下几点。

(1)单位或个人提出设置医疗机构的申请。

(2)有审批权的地方政府卫生行政部门根据当地的《医疗机构设置规划》做出是否同意设置的决定。对同意设置的核发《设置医疗机构批准书》。

(3)申请设置的单位或个人，按照批准的类别、范围和期限筹建相应的医疗机构。

(4)提出执业登记注册申请，填写《医疗机构申请执业登记注册书》。

(5)卫生行政部门进行审核，合格的话发《医疗机构执业许可证》。

(6)医疗机构按照核定的地点、执业类别、执业范围，在有效期内依法开展执业活动，同时接受卫生行政部门和其他政府主管部门的监督管理。

对医疗机构实施准入管理的重点，一是医疗机构设置审批制度，避免资源浪费；二是医疗机构登记制度，保证医疗服务质量；三是医疗机构分级分类管理，促使医疗机构的管理标准化、规范化、科学化。

(二)医疗卫生技术人员准入管理

医疗卫生技术人员是指受过正规化、系统化的医药卫生教育或培训，掌握医药卫生知识，经过资格考试取得相应资质，并经注册后从事医疗、预防、保健、护理、药剂、医技、卫生管理等专业的技术人员。

《中华人民共和国医师法》对执业医师的考试、执业注册做了明确的法律规定，医师资格准入实行考试制度，医师注册的内容规定执业的地点、类别、执业范围。我国的医师分为四类二级，四类包括临床类别、口腔类别、公共卫生类别和中医类别，其中每个类别的医师又分为执业医师和执业助理医师两个级别。

《中华人民共和国护士管理办法》就护士的考试、注册、执业等作了具体规定，实行护士执业考试注册制度、获得护士执业证书者方可申请护士执业注册。

(三)医疗卫生技术准入管理

医疗卫生技术准入管理制度是指国家为保护和促进公众健康，制定有一定强制性、规范性的医疗卫生技术评估、准入和技术应用的规章制度。它主要指应用循证医学原理和方法，对医疗卫生技术的安全性、有效性、经济性和社会伦理适应性等方面进行系统评估，提出医疗卫生技术应用、推广或淘汰的建议。

为加强医疗技术临床应用管理，建立医疗技术准入和管理制度，促进医学科学发展和医疗技术进步，提高医疗质量，保障医疗安全，原卫生部 2009 年发布了《医疗技术临床应用管理办法》，对医疗技术实行分类分级管理，明确了各级卫生行政部门和医疗机构对一、二、三类医疗技术的临床应用管理权限和职责。

(四)医疗器械和大型医疗设备准入管理

医疗器械是开展医疗保健服务的重要手段，为了保证医疗器械的安全、有效，保障人体健康和生命安全，2000 年 1 月国务院发布《医疗器械监督管理条例》，对医疗器械的研制、生产、经营、使用活动进行监督管理。大型医疗设备费用高、技术要求严格，因此需要慎重合理地开发和配置。大型医疗设备准入制度是卫生行政部门加强卫生资源配置的宏观管理，更好地实施区域卫生规划，调整和控制卫生资源的存量和增量的重要措施。原卫生部等部委 2005 年联合发布了《大型医用设备配置与使用管理办法》，将大型医用设备分为甲、乙两类，分别由国务院卫生行政部门和省级卫生行政部门管理。

(五)药品准入管理

药品监督管理行政部门是药品准入控制的行政执法部门，2008 年前是单独设立的部门，之后归卫生部门管理。医疗机构要严格执行药品方面的各项法律、法规和规章，主要包括《药品管理法》和《药品管理法实施条例》、《药品临床试验管理规范》、《医疗器械监督管理条例》、《处方药与非处方药分类管理条例》、《麻醉药品和精神药品管理条例》、《医院药品收支两条线管理暂行办法》、《医疗机构药品集中招标采购监督管理暂行办法》等，通过多年的实践，取得较明显成效和宝贵经验。

为加强医疗机构药品使用环节管理，我国颁布了一系列药事管理规范性文件，如《抗菌药物临床应用指导原则》、《医疗机构药事管理规定》、《处方管理办法》等，为规范临床合理用药起到了积极作用。

六、医疗安全管理

医疗安全是指患者在医院医疗过程中，不发生因医务人员医疗失误或过失而造成的心理、机体结构或功能上的障碍、缺陷或死亡。医疗安全是实现优质医疗服务的基础，也是保证患者权利得以实现的重要条件，但是在评价医疗安全时，不能超越当时的医疗技术水平和客观条件。

医患之间是一种合同关系，涉及医患双方的权利义务。患者在接受医疗服务时特有的权利有生命权、健康权、身体权、平等的医疗权、隐私权、知情同意权等，患者的义务有遵守医院规章制度、接受医学检查、签署同意书、缴纳医疗费用等。

医疗纠纷指发生在医患双方之间因患者对医务人员或医疗机构的医疗服务不满意而与医方发生的争执。医疗纠纷可分为医疗过失纠纷和非医疗过失纠纷，医疗过失纠纷包括因医疗差错、医疗事故、服务态度等引起的纠纷，非医疗过失纠纷多由患者及家属对医疗意外、医疗并发症和疾病的自然转归不了解引起。医疗纠纷的处理程序为先进行协商解决，无效时进行调解。调解的方式通常有行政调解、律师调解、仲裁调解、诉讼调解四种。

2002 年国务院颁布的《医疗事故处理条例》为医疗事故的界定和处理提供了依据。2009 年全国人大常委会通过了《中华人民共和国侵权责任法》，其中第七章明确规定了医疗损害责任，强调医疗机构有遵守诊疗规范、告知病情与诊疗措施、病历复印等义务，对医疗人身侵权的界定与赔偿制定了标准。医疗事故的预防应做到自觉依法执业、加强教育和监管、做好投诉受理和咨询工作、制定预案并完善制度等。

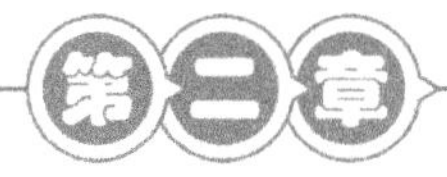

突发公共卫生事件应对与处理

第一节　突发公共卫生事件应急管理

一、突发公共卫生事件应急管理的概念

突发公共卫生事件应急管理即通常所说的突发公共卫生事件应对，包括应对准备和应急处理两部分内容。其定义是指在突发公共卫生事件发生前或发生后，采取相应的监测、预警、物资储备等应急准备，以及现场处置等措施，及时预防引起突发公共卫生事件的潜在因素、控制已发生的突发公共卫生事件，同时对突发公共卫生事件实施紧急的医疗救治，以减少其对社会、政治、经济、人民群众健康和生命安全的危害。突发公共卫生事件应急管理的目的是有效预防、及时控制和消除突发公共卫生事件及其危害，最大限度地减少突发公共卫生事件对公众健康和安全造成的影响，保障公众身心健康与生命安全。因此，突发公共卫生事件应急管理的范围既包括重大急性传染病、群体性不明原因疾病、重大食物中毒和职业中毒、核辐射损伤等突发公共卫生事件，还包括由自然灾害、事故灾难或社会安全等引起的各种严重影响公众身心健康的突发公共事件。

二、突发公共卫生事件应急管理的原则

(一)预防为主

预防为主是任何突发事件应对都必须首先遵循的原则，提高全社会对突发公共卫生事件的防范意识，落实各项防范措施，做好应急人员、处置技术、物资装备、工作经费等的储备，对各类可能引发突发公共卫生事件的危险因素及时进行分析、预测、预警，做到早发现、早报告、早处置，防患于未然。

(二)报告及时

根据《中华人民共和国突发事件应对法》、《中华人民共和国传染病防治法》、《突发公共卫生事件应急条例》等法律、法规要求，必须按照规定时限和程序进行突发公共卫生事件的报告，认真实施突发公共卫生事件和传染病疫情的定期统计分析、报告反馈制度，并要对其他来源于自媒体、群众举报等非官方途径的突发公共卫生事件相关信息进行主动监测、核实、报告和处置。

(三)协同合作

突发公共卫生事件涉及方方面面，其应对必然是在政府统一领导和指挥下，各有关部门按照预案规定的职责，分工合作、联防联控。同时，突发公共卫生事件的应对也需要进行社会动员、依靠群众，形成群防群控的局面。卫生部门在突发公共卫生事件应急管理中要主动与有关部门进行沟通联系，建立紧密且高效的协调、联防、信息共享等工作机制。

(四)分类分级管理

根据突发公共卫生事件的范围、性质和危害程度，对其进行分类分级管理，我国的突发公共卫生事件被划分为特别重大(Ⅰ级)、重大(Ⅱ级)、较大(Ⅲ级)和一般(Ⅳ级)。针对不同级别的突发公共卫生事件，应当制订不同的应急管理方案，并以中央、省、市、县级政府为主，负责事件的应急处置。

(五)依法科学处置

突发公共卫生事件应急处置必须按照《中华人民共和国传染病防治法》、《突发公共卫生应急条例》、各级各类应急预案的规定依法实施，而不是凭个人经验、主观意志进行。同时，突发公共卫生事件应急处置中要充分发挥专业技术机构的作用，重视开展相关科研工作，为突发公共卫生事件的应急处理提供重要的技术支撑。

三、突发公共卫生事件应急管理的内容

根据突发公共卫生事件发生、发展过程的不同阶段(潜伏、暴发、蔓延、稳定、下降、恢复)特征，突发公共卫生事件的应急管理可分为预防准备、监测预警、信息报告、应急反应、善后处理五大功能体系。

(一)预防准备

《中华人民共和国突发事件应对法》明确规定，突发事件应对工作实行预防为主、预防与应急相结合的原则，预防准备是突发公共卫生事件应急管理中最为

重要的内容。预防准备工作主要包括编制应急预案和技术方案，从组织队伍、人员培训、应急演练、通信装备、物资、检测仪器、交通工具等方面有效落实应急预案的各项组织措施和技术措施。一旦发生各类突发公共卫生事件，能迅速组织力量，有效开展处置，最大限度地减少事件带来的危害性。

（二）监测预警

应用统一、规范的监测预警网络系统，对突发公共卫生事件的潜在危险因素、事件发生后的现场处置信息、事件发展的影响因素，开展连续、系统、完整的收集、分析和报告，对监测发现的异常信号发出警告，提前制定和落实应急措施，以期减少突发公共卫生事件发生的频次和降低事件造成的危害。各级卫生行政部门根据疾控机构、卫生监督机构、医疗机构提供的监测信息，按照事件发生、发展的规律和特点，及时组织专家分析研判事件对公众身心健康的危害程度、可能的发展趋势，及时做出相应级别的预警，一般可以分为特别重大、重大、较大和一般 4 种级别，依次用红、橙、黄、蓝 4 种颜色代表。

（三）信息报告

任何单位和个人都有权向国务院卫生行政部门、地方各级政府及其卫生主管部门报告突发公共卫生事件相关信息，也有权向上级政府部门举报不履行或者不按照规定履行突发公共卫生事件应急处置职责的部门、单位和个人。报告的程序和时限、报告的内容、报告的方式根据《中华人民共和国传染病防治法》、《突发公共卫生事件应急条例》、《国家突发公共卫生事件相关信息报告管理工作规范（试行）》等相关法律、法规执行。

（四）应急反应

应急反应是要在初步判明事件性质、级别后，立即组织人员力量实施应急响应措施，尽早干预，降低事件危害程度，并随着事件调查处置的深入，不断调整完善应急措施。需要强调的是突发公共卫生事件的应急处理必须做到统一领导、统一方案、统一发布信息，以免在紧急状况下出现行动和信息口径的混乱，对整体应急处理造成不利影响。

（五）善后处理

突发公共卫生事件结束后，应开展事后评估、奖惩、责任追究、抚恤、补助等善后处理工作，总结防控的经验教训，防止今后类似突发公共卫生的发生或在事件发生时手足无措。

第二节 突发公共卫生事件应急工作机制

一、突发公共卫生事件应急机制的概念

根据《古今汉语词典》的解释，机制有 2 层含义："一是指有机体的构造、功能特征和相互关系等；二是泛指一个工作系统的组织或部分之间的相互作用的方式。"现常用来指有机体或自然和人造系统内其他诸要素的构建、相互作用方式和条件，以及系统与环境之间通过物质、能量和信息交换所产生的双向作用。

突发公共卫生事件应急机制是指突发公共卫生事件应急管理制度和方法的具体运行流程、诸要素之间的相互作用和关系。因此，在突发公共卫生事件应急机制建设中要注重完善制度和方法。我国突发公共卫生事件应急机制正在建设和不断完善中，主要包括指挥决策机制、组织协调机制、监测预警机制、应急响应机制、信息发布与通报机制、应急保障机制、国际和地区间的交流和合作机制、责任追究与奖惩机制、社会动员机制、恢复重建机制、调查督导评估机制（图 2-1）。

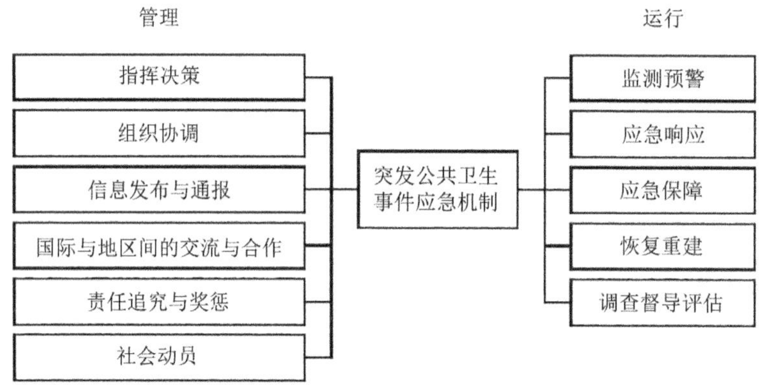

图 2-1 我国突发公共卫生事件应急机制结构

突发公共卫生事件应急机制应强调政府主导，多部门、多地区的通力协作，建立现代应急指挥决策机制，依法、统一、责任、快速、协调和科学指挥决策；强调循证公共卫生，发挥科技、专业人才的智囊库作用；明确政府相关部门的职责分工和相互关系，加强应急联动，做到协调有序、快速响应，积极推进资源整合；建立严格的信息报告、发布与通报机制，做到信息共享；强调以监测为基础，建立灵敏、实用的监测预警机制；强调应急保障机制要硬件和软件同步建设，重视软件

建设的作用，尤其是专业人员素质和能力建设，做到保障有力；完善应急行政责任制和责任追究制，奖罚分明；加快恢复重建、社会动员和调查督导、评估机制建设；促进国际和地区间的信息、技术、资源和人才的交流和合作，提高突发公共卫生事件应急水平和效率；构筑一个全方位、立体化、多层次和综合性的应对网络。

二、突发公共卫生事件应急机制建设的重要性及原则

我国正处于改革和发展的关键时期，随着社会经济的发展，各种社会矛盾凸显，各类突发公共事件难以完全避免。全面加强应急管理工作，是实现人人享有基本卫生保健服务目标的重要组成部分，是构建社会主义和谐社会的重要内容，是衡量政府社会管理和公共服务能力的重要标志，是体现全面落实科学发展观的重要内涵。建立健全突发公共卫生事件应急机制是我国应急管理的重要组成部分，是卫生工作的重要内容。建立、健全突发公共卫生事件应急机制，是实现我国公共卫生建设目标的重要内容之一。在建设覆盖城乡居民的基本卫生保健制度中，要提高突发公共卫生事件应急处置能力，建立、健全突发公共卫生事件应急机制。因此，要牢固树立危机意识、责任意识，充分认识突发公共卫生事件应急机制建设在整个卫生应急工作中的重要性和艰巨性，构建“统一指挥、反应灵敏、协调有序、运转高效”的突发公共卫生事件应急机制，完善应急制度建设。

（一）统一指挥

突发公共卫生事件应急管理实行统一指挥、分级负责原则。在国务院的统一领导下，确保政令通畅。按照突发公共卫生事件的级别，分别由中央和地方政府不同层次实施应急管理。跨省区或者特别重大的突发公共卫生事件，由国务院及有关部门统一协调，地方各级政府进行处置。重大、较大或一般突发公共卫生事件，由地方各级政府负责处理。充分发挥地方政府、卫生行政主管部门和专业应急指挥机构的作用。

（二）反应灵敏

卫生应急工作的特点是反应灵敏。准备是基础、信息是关键，突发公共卫生事件的早期发现、及时应对和善后处置工作都离不开充足准备和信息收集。要强调平时卫生应急的早期准备、信息网络的建设和完善，要通过建立健全灵敏、及时的突发公共卫生事件报告和监测、预警系统，通过完善卫生应急机制，整合各类信息，及时发现突发公共卫生事件的早期征兆或潜在风险，做到有备少患。

（三）协调有序

突发公共卫生事件应急处置强调现场工作的协作、机构或部门间的配合，在

统一指挥的原则下，使应急工作能够急而不乱、科学有序地进行。应急工作不仅是卫生部门的工作，政府各部门之间、卫生部门内部、中央与地方之间都需要协调有序、通力合作。只有在此基础上，对整个社会资源实施统一调度、指挥、协调和管理，迅速调动所需物资和人员，果断采取行动，才能有效控制事态的发展。

（四）运转高效

突发公共卫生事件应急管理的效果体现在机构运转、人员和资源配置三方面。这三者的有机结合保证了机构高效运转、人员能力提高、资源配置合理，才能充分发挥应急管理工作的特殊作用，有效处置突发公共卫生事件。

三、突发公共卫生事件应急工作机制

我国目前卫生应急工作主要围绕应急预案、法制、体制和机制的“一案三制”建设展开，突发公共卫生事件应急机制建设也是卫生应急工作的核心之一。应急机制就是应急管理制度和方法的具体运行流程、各工作要素间的相互作用和关系。作为政府部门和公共卫生专业机构，建立“统一指挥、反应灵敏、协调有序、运转高效”的突发公共卫生事件应急工作机制，是提高应急水平和效率的重要基础。

（一）预防与应急准备机制

在上级预案的指导下，根据本辖区内突发公共卫生事件的特点和工作实际情况编制本级、本单位的突发公共卫生事件、救灾防病、实验室生物安全等应急预案、各种单项应急预案及配套的技术方案。加强应急小分队的日常管理，组织开展预案、技术方案、应急处置技术的培训和演练、拉练。开展卫生应急知识的社会宣传，提高群众在突发公共卫生事件应急处置中的参与性、协作性和自我防护意识。

（二）监测预警机制

通过开展疫情网络直报、突发公共卫生事件相关信息监测报告、各类专病监测等方式，收集、整理、分析突发公共卫生事件相关信息资料，评估事件发展趋势和危害程度，在事件发生之前或早期发出警报，以便相关部门和事件影响的目标人群及时做出反应，预防或减少事件的危害。

（三）应急决策与处置机制

通过信息收集、专家咨询等方式来为制订工作方案提供参谋，科学、果断地做出应急决策，并综合协调好应急处置的各项工作措施，以最小的代价有效处置突发事件。应急决策与处置机制中，应急响应与组织协调方面还应建立更明确、更具体

的机制，明确单位内部各有关部门的职责和工作程序，突发公共卫生事件的分级响应程序和相应措施，做到各个处置环节无缝衔接，既不留有空白，也不重叠交叉。

（四）信息发布与舆论引导机制

根据权限，在第一时间主动、及时、准确地向公众发布预警及有关突发事件和应急管理方面的信息，宣传避免或减轻危害的常识，提高主动引导和把握舆论的能力，增强信息透明度，把握舆论主动权，引导与提高公众自我保护能力。

（五）社会动员机制

在日常和紧急情况下，动员社会力量进行自救、互救或参与政府应急管理行动。在应急处置过程中对民众善意疏导、正确激励、有序组织，提高全社会的安全意识和应急能力。

（六）善后恢复与重建机制

积极稳妥的开展生产自救，做好善后处置工作，把损失降到最低，让受灾地区和灾区民众尽快恢复正常的生产、生活和工作秩序，实现常态管理与非常态管理的有机转换。

（七）调查评估机制

遵循公平、公开、公正的原则，自评或引入第三方评估机制开展应急管理过程评估、灾后损失和需求评估，以查找和发现工作中存在的问题和薄弱环节，提出改进措施，不断完善应急管理工作。

（八）应急保障机制

建立完善的突发公共卫生事件应急管理制度、技术、物资、经费、通信、交通、基本生活等保障措施。制定应急所需的人、财、物等资源清单，明确资源的调用、分配、使用过程追踪等程序，规范应急资源在常态和非常态下分类和分布、生产和储备、运输和配送等的管理，实现应急资源供给和需求的综合协调与配置。

第三节　突发公共卫生事件预案

一、我国突发公共卫生事件应急预案体系的管理

国务院卫生行政主管部门是国家突发公共卫生事件应急预案体系的管理机

构，卫健委卫生应急办公室作为全国突发公共卫生事件应急处理的日常管理机构，具体负责国家突发公共卫生事件应急预案体系的建立，各项预案的制定、更新和修订；地方各级人民政府卫生行政主管部门是各地突发公共卫生事件应急预案的管理机构，负责本地突发公共卫生事件应急预案的制定、更新和修订。国家突发公共卫生事件应急预案体系中的专项预案和部门预案需由国务院批准后颁布和实施，各单项预案需交相关部委审定后发布和实施；各级人民政府批准实施本地突发公共卫生事件应急预案。

国务院和地方各级人民政府卫生行政主管部门负责应急预案实施的培训工作，并根据突发公共卫生事件形势的变化及实施中发现的问题，及时向本级人民政府提出更新、修订和补充的建议。

二、突发公共事件应急预案体系的构成

应急管理已经成为我国政府高度重视的一项政府职能，而提高政府保障公共安全和处置突发事件的能力也上升为构建和谐社会的一项重要任务。编制突发公共事件应急预案，完善应急机制、体制和法制，对于提高政府预防和处置突发公共事件的能力、全面履行政府职能、构建社会主义和谐社会具有十分重要的意义。

（一）突发公共事件应急预案体系的分类

按照不同的责任主体，国家预案体系设计为国家总体应急预案、专项应急预案、部门应急预案、地方应急预案、企事业单位应急预案 5 个层次。

总体应急预案是国务院为应对特别重大突发公共事件而制定的综合性应急预案和指导性文件，是政府组织管理、指挥、协调相关应急资源和应急行动的整体计划和程序规范。专项应急预案主要是国务院及其有关部门（单位）为应对某一类型或某几个类型的特别重大突发公共事件而制定的涉及多个部门的应急预案，是总体预案的组成部分，由国务院有关部门（单位）牵头制定，由国务院批准后发布实施。部门应急预案是国务院有关部门（单位）根据总体应急预案、专项应急预案和职责为应对某一类型的突发公共事件或履行其应急保障职责的工作方案，由部门（单位）制定，报国务院备案后颁布实施。地方应急预案主要指各省（区、市）人民政府及其有关部门（单位）的突发公共事件总体预案、专项应急预案和部门应急预案；此外，还包括各地（市）、县人民政府及其基层政权组织的突发公共事件应急预案等。企事业单位应急预案主要是本单位应急救援的详细行动计划和技术方案，当事故发生时，事故单位立即按照预案开展应急救援。

(二)突发公共事件应急预案编制的基本原则

1.以人为本,减少危害

切实履行政府的社会管理和公共服务职能,最大限度地减少突发公共事件及其造成的人员伤亡和危害。

2.居安思危,预防为主

高度重视公共安全工作,常抓不懈,防患于未然。

3.统一领导,分级负责

国家组织制定国家突发事件专项应急预案,各级地方政府组织、制定地方突发事件应急预案,实行各级政府行政责任制,充分发挥专业应急指挥机构的作用。

4.依法规范,加强管理

依法规范,加强管理使应对突发公共事件的工作规范化、制度化、法制化。

5.快速反应,协同应对

加强以属地管理为主的应急处置队伍建设,建立联动协调制度,依靠公众力量,形成统一指挥、反应灵敏、功能齐全、协调有序、运转高效的应急管理机制。

6.依靠科技,提高素质

加强公共安全科学研究和技术开发,加强宣传和培训教育工作,提高公众自救、互救和应对各类突发公共事件的综合素质。

(三)突发公共事件应急预案编制的特点

我国应急预案在编制过程中,参考了美国、日本、俄罗斯等国以及联合国等国,际组织的各种规划、预案和指南的内容,总结了我国的经验教训并根据我国的国情进行了创新,具有鲜明的特色。

(1)应急预案体系涉及部门广、门类齐全、种类繁多。我国应急预案体系主要建立在比较成熟的安全生产领域的应急管理方法上,进而推广到自然灾害、公共卫生和社会安全领域中。我国的应急预案体系与应急法制体系、应急规划体系共同构建了我国的应急管理体系。

(2)弥补了我国应急规划的不足,加强了我国的应急管理能力。与国外的防灾规划或应急事务规划相比,我国的规划做得不详细,以简单的条条框框为主,难于实际操作。这次我国的预案编制弥补了原规划的不足,进一步细化了一些内容。

(3)具有一定的超前性。我国应对突发公共事件的各种法律还没有健全,关键的基本法律还在制定讨论中。应急预案弥补了这些法律的不足之处，为今后的应急管理方面的法律完善提供了基础。

(4)强调预防为主。一般的预案主要是规定应急处置的流程、程序、原则。鉴于我国幅员辽阔、灾难种类多、行政机构级别多、突发公共事件造成的危害大等原因，强调以预防为主和前期应急处置的重要性，要求各部门和地区尽力预防突发公共事件和尽可能不要把一般事件扩大为严重的、特大的突发公共事件，具有重要意义。

(5)在预案中明确规定了以人为本、科学发展观等重要理念和基础原则。

(6)强调属地管理。地方政府是应急准备、处置和善后等应急管理工作的主体，主要有2层含义：一是突发事件应急处置工作原则上由地方负责，即由突发事件发生地的县级以上地方人民政府负责。二是法律、行政法规规定由国务院有关部门对特定突发事件的应对工作负责，是由国务院相关部门管理为主。

三、突发公共卫生事件的监测、报告与响应

(一)监测

各科室、部门要从业务角度出发，制定长效、完善的突发公共卫生事件监测预警机制，做到专人专岗、专事专岗，并按相关要求定期予以评估、汇总分析，针对各种可能发生的突发公共事件，做到早发现、早报告、早处置。

(二)报告

突发公共事件发现或发生后，立即启动上报程序，同时通报有关部门。应急处置过程中，及时续报相关情况。突发公共事件应急处置信息报告应当及时、准确、客观、全面。事件发生的第一时间要向医院报告简要信息，随后发布初步核实情况、应对措施和公众防范措施等，并根据事件处置情况做好后续报告工作。信息报告的形式主要包括电话通知、医院内外网络通报、办公平台传阅、院刊报道、召开新闻发布会等。应向卫生行政部门报告的，要及时通过电话、传真、报送文件等形式，或其他有效途径将突发事件紧急医学救援相关信息上报。

(三)应急响应

对于先期处置但未能有效控制事态的突发公共事件，及时启动相关预案，根据相关应急响应框架和指挥协调机制展开应急响应工作。应急响应组织管理架构包括4个功能模块：应急指挥、应急管理、专业队伍、现场队伍。

1.应急指挥

应急指挥由医院卫生应急领导小组负责，领导小组办公室负责具体协调实

施，开展应急响应各项工作。

2.应急管理

应急管理包括整个应急响应各项工作的协调、管理、保障等相关工作。领导小组办公室负责总体协调，其他部门负责工作的具体实施。

3.专业队伍

卫生应急专家组负责整个应急响应各项专业技术工作，并对现场工作提供技术支持。根据所对应事件的类型可由不同的人员组成，可根据需要设立若干不同类型的专业技术组。

4.现场队伍

视具体情况需要派遣现场队伍，可由卫生应急管理人员和相关专业人员组成，参与和指导突发事件的现场处置、信息上报等。

四、突发公共卫生事件应急处置的保障

各有关科室要按照职责分工和相关预案做好突发公共事件应急处置工作，同时切实做好应对突发公共事件的人力、物力、财力、交通运输、通信保障等工作，满足应急工作需要，保证救援工作的顺利、及时、高效开展。

（一）人力资源

在出现突发公共事件时，医务人员的应急调配由人事处、医务处及护理部共同负责：①根据任务的性质确定并选择应急人员。②确定、审核医疗队名单及联系方式。③通知并安排医疗队队员在规定时间内赶赴现场救援。加强应急救援队伍的业务培训和应急演练，建立联动协调机制，提高装备水平，增进科室间的交流与合作。

（二）财力保障

医院每年安排专项应急费用预算，保证所需突发公共事件应急准备和救援工作资金。及时向上级主管部门申请提出相应的补偿或救助政策。做好对应急保障资金的使用和效果的监管与评估工作。

（三）物资保障

建立健全应急物资储备、调拨及紧急配送体系，完善应急工作程序，确保应急所需物资和生活用品的及时供应，并加强对物资储备的监督管理，及时予以补充和更新。

（四）医疗卫生保障

组建医疗卫生应急专业技术队伍，根据需要及时赴现场开展医疗救治、疾病

预防控制等卫生应急工作。

(五)交通运输保障

保证紧急情况下应急交通工具的优先安排、优先调度、安全畅通,确保抢险救灾物资和人员能够及时、安全送达。根据应急处置需要,开设应急救援“绿色通道”,保证应急救援工作的顺利开展。

(六)治安维护

要加强对重点科室、重点人群、重要物资和设备的安全保护,依法严厉打击违法犯罪活动。必要时,依法采取有效措施,控制事态,维护社会秩序。

(七)人员防护

完善紧急疏散管理办法和程序,明确各级责任人,确保在紧急情况下公众安全、有序转移或疏散。要采取必要的防护措施,严格按照程序开展应急救援工作,确保人员安全。

(八)通信保障

建立健全应急通信系统,确保通信畅通。

五、应急预案启动与终止

(一)应急预案启动

根据《突发公共卫生事件应急条例》,应急预案必须经过以下步骤才能启动。

1.评估

突发事件发生后,由卫生行政主管部门组织专家对突发事件进行综合评估,初步判断突发事件的类型,提出是否启动突发事件应急预案的建议。

2.报批

根据专家评估结果,由卫生行政主管部门向人民政府提出是否启动预案的建议。

3.决定

卫生行政主管部门根据事件的性质和影响大小呈报相应政府审批,在全国范围内或者跨省、自治区、直辖市范围内启动全国突发事件应急预案,由国务院卫生行政主管部门报国务院批准后实施。省、自治区、直辖市启动突发事件应急预案,由省、自治区、直辖市人民政府决定,并向国务院报告。

4.启动

应急预案经批准后,进入启动实施阶段,突发事件发生地的人民政府有关部门，应当根据预案规定的职责要求，服从突发事件应急处理指挥部的统一指挥，立即到达规定岗位，采取有关的控制措施。医疗卫生机构、监测机构和科学研究机构，应当服从突发事件应急处理指挥部的统一指挥，相互配合、协作，集中力量开展相关的科学研究工作。

（二）应急预案终止

1.终止的条件

突发公共卫生事件的隐患或相关危险因素消除，或末例传染病病例发生后经过最长潜伏期后无新的病例出现。

2.终止的程序与权限

（1）特别重大突发公共卫生事件：由国务院卫生行政部门组织有关专家进行分析论证，提出终止应急反应的建议，报国务院或全国突发公共卫生事件应急指挥部批准后实施。

（2）特别重大以下的突发公共卫生事件：由地方各级人民政府卫生行政部门组织专家进行分析论证，提出终止应急反应的建议，报本级人民政府批准后实施，并向上一级人民政府卫生行政部门报告。

上级人民政府卫生行政部门要根据下级人民政府卫生行政部门的请求，及时组织专家对突发公共卫生事件应急反应的终止的分析论证提供技术指导和支持。

六、我国应急预案主要存在的问题

（一）预案体系尚不完整，缺乏必要的预案

虽然我国从中央到地方已经制定了各级各类应急预案，但事实上应急预案的体系不尽合理、完整。在国务院部门应急预案体系中，有关铁路部门的应急预案共有 8 项：铁路防洪应急预案；铁路破坏性地震应急预案；铁路地质灾害应急预案；铁路交通伤亡事故应急预案；铁路火灾事故应急预案；铁路危险化学品运输事故应急预案；铁路网络与信息安全事故应急预案；铁路突发公共卫生事件应急预案。而 2008 年 1 月的低温、雨雪、冰冻天气就暴露出铁路部门缺乏灾害天气应急预案这一事实。之所以会出现这种情况，是因为预案的制定不是建立在科学的、全面的风险评估基础上，也没有将风险评估与预案的制定紧密结合，导致对可能出现的突发事件没有预见，以及对突发事件的严重性缺乏充分预判，仓促应对。

（二）预案的内容简单，缺乏可操作性

应急预案一般包括综合预案、专项预案和现场预案。我国各级各类应急预案的内容一般包括以下部分：总则；组织指挥体系及职责；预警和预防机制；应急响应；后期处置；保障措施；附则等。我国应急预案体系存在的共性问题有预案内容相对简单、篇幅较短，理论性强、可行性低，概括性强、操作性弱；预案格式、内容雷同，脱离本地区、本部门工作实际，预案关于风险评估论证、应对研究的内容较少，导致查询和使用时有困难；注重强调文本形式，忽视演练、培训等预案管理内容。而检验一个预案是否可行，最重要的就是看其是否具有良好的可操作性。预案目标与内容的培训、宣传和演练是应急预案管理的基础，在美国的国家应急预案编制指南中就提出“没有经过培训和演练的任何预案只是束之高阁的一纸空文”“预案不仅是让人看，重要的是要在实践活动中切实应用”。

（三）预案缺乏衔接，相关部门联合之间职责交叉重叠，缺乏合作协调

综观我国各级各类应急预案的内容，严重缺乏部门之间的合作协调。我国已有的各级各类应急预案，几乎都是某一级政府或者某个部门、企事业单位自行制定的，少有几个关联部门联合制定预案的情况。由于整体框架弹性不足，预案之间兼容性差，在突发事件发生后，仍然采取传统的会议方式商讨应对方案，这无疑会大大降低应对突发事件的效率。如 2008 年 1 月的低温、雨雪、冰冻天气中，我国气象局组织召开国务院应急管理急办公室及铁道、交通、电力、民航、安监、民政等部门参加专题会商会，部署了相应的应急响应联动工作安排。但这种工作机制在《重大气象灾害预警应急预案》中却没有反映。

（四）应急预案的制定程序有待完善，没有充分体现应急预案不同级别、不同地域、不同类别的差异性

《中华人民共和国突发事件应对法》中要求国家建立健全突发事件应急预案体系，但对于预案的制定程序并没有明确规定。应急预案的制定一般遵循自上而下的途径。国务院部门制定应急预案后，省级政府的相应部门制定省一级的部门预案，之后再是市一级相应部门、基层的相应部门制定预案。下级机关在制定应急预案时，多数情况下照搬上级机关制定的预案，往往由于缺乏严谨、充分的风险评估论证，难以体现出本级别、本地区的特殊性。目前基层的应急预案，尤其是乡镇一级的应急预案为数较少。对于企业单位的预案制定程序，有关行政机关发布的编制规范或者指南一类的文件中有所涉及，但总体而言较为简单。

(五)应急预案不健全,缺乏风险评估机制,操作性不强

各部门应急预案中没有进行相应的风险评估,是我国目前各种应急预案中存在的主要问题之一。如果不对具体的灾害和可能造成的影响进行预测和评估,一旦灾害发生,预案就难以发挥作用。灾害本身是突发的和难以预测的,只有事前进行必要的风险评估才能在危机发生后正确应对。

(六)预案的修订程序欠缺,预案的动态管理滞后

《中华人民共和国突发事件应对法》第 17 条第 4 款规定,应急预案制定机关应当根据实际需要和情势变化,适时修订应急预案。许多应急预案中仅有粗略的原则性规定,由于修订程序的欠缺,加之预案的修订工作尚未引起许多机关的重视,有的预案在实施后被发现存在不适应之处但没有及时进行修订、完善,致使预案再次启动时出现问题。目前,针对已经制订的预案实施动态管理,总是需要进行必要修订的情况较为少见。

(七)基层应急管理能力有待加强

基层工作是我党和政府一切工作的基础,我国基层应急管理工作的群众基础较好,但存在基层应急管理机构薄弱、基础设施及人员缺失、群众安全意识薄弱、减灾自救能力不足的问题。加强各基层应急管理是全面提高应急能力的重要环节和有效途径,基层单位和居民往往是突发事件中最直接的受害者,同时又是突发事件处置过程中最快捷的应对者。加强基层组织的应急管理能力是全面提升社会应对危机能力的有效途径。

第四节 突发公共卫生事件的应急处置

突发公共卫生事件的现场处置涉及面广,包括医疗救援、现场流行病学调查、现场的洗消处理、安全防护、心理干预和卫生保障等方面。

一、医疗救援

(一)医疗救援的特点

现场应急医学救援不同于临床医疗急救,其具有自身的特点。

1.现场救援资源有限

特别重大、重大突发事件中，大批量伤员突然发病、伤病种类复杂、伤情不一，救援现场环境复杂，救治场所不稳定，原有的卫生设备、卫生人力资源及生命支持系统遭到破坏甚至瘫痪，医疗需求与可用的医疗资源之间存在巨大差距。

2.现场救援缺乏组织性

救援现场条件艰苦、救援任务紧迫、救援组织结构松散、救援医护人员配合不够默契，而且现场救援工作是一项错综复杂的工程，不仅需要多种医疗技术的综合运用，还需要整个救灾系统各个部门之间的密切配合，在高度统一和指挥下，实施高效救援，因此现场应急医学救援组织工作是一项复杂而艰巨的工作。

3.现场救援流程不同

现场应急医学救援流程不同于院外急救，包括 4 个基本步骤，即搜索与营救、检伤分类、现场针对性的医疗救治及安全转运。应急医学救援需要依据突发事件发生的时间、地点、性质和伤害特点，按照应急医学救援流程，争取在最短的时间内做出最佳救援选择。

4.现场危机心理干预

灾害现场对公众巨大的精神刺激，易造成创伤和各种应激性身心疾病，需要早期进行应急与危机心理干预。

5.现场卫生防疫问题

灾害现场的卫生防疫是防止灾后疫情暴发的根本手段，是现场应急医学救援的重要工作内容之一。

(二)医疗救援原则

1.及时性

在现场伤员救治过程中，原则上应尽可能迅速地应用医疗急救技术和实施确定性治疗措施，就近、就地、安全、高效，力求把握住最佳的救治时机。

2.适宜技术

现场救治目的是延续伤员生命，一般只能采取通气、止血、包扎、固定、搬运、基础生命支持等适宜的救治技术。

3.分级救治

分级救治的基本特征是从现场紧急救治到后续的确定性治疗和康复治疗，对伤病员实施分工、分阶段、连续不间断救治。

4.阶梯后送

分级救治的实施需要阶梯后送作为保障，是指通过多种运输工具，包括水运、陆运、空运等多层次立体空间的联合运输保障;是根据不同的运输条件,在严密的医疗监护下,运用信息化手段,连续实施的安全转运。

5.救治与防护相结合

在现场救治伤病员与救治人员保护好自身安全同样重要,救援人员只有确保自身安全,才能高效开展现场救援工作。

6.共同参与

应急医学救援需要全社会共同参与,要充分发挥公众及志愿者等社会力量的作用,在搜寻伤员与后送、自救互救、卫生防疫、血液供应、生活保障等方面,充分调动社会力量的积极性。

(三)医学救援分级救治

对于突发公共卫生事件的应急医学救援大体可分为三级救治:第一级为现场抢救,第二级为早期救治,第三级为专科治疗。

1.一级医疗救治

一级医疗救治又称为现场抢救,主要任务是迅速发现和救出伤员,对伤员进行一级分类诊断,抢救需紧急处理的危重伤员。抢救小组(医务人员为主)进入现场后,搜寻和发现伤员,指导自救互救,在伤员负伤地点或其附近实施最初的救治,包括临时止血、伤口包扎、骨折固定、搬运、预防和缓解窒息、简单的防治休克、解毒,以及其他针对症状的急救处置措施。救援人员首先要确保伤员呼吸道通畅,同时填写伤票,然后将伤员搬运出危险区,在就近点集中起来,再后送至现场医疗站和专科医院。

具体职责范围:①初步确定人员的受伤方式和类型,对需要紧急处理的危重伤员立即进行紧急处理;对可延迟处理者经自救互救和初步去污后,这类伤员尽快撤离事故现场,到临时分类站接受医学检查和处理。②设立临时分类站,初步估计现场人员的受污剂量,并进行初步分类诊断,必要时酌情给予相应药物,如给受到放射伤害的现场人员稳定性碘或抗辐射药物。③对人员进行体表污染检查和初步去污处理,防止污染扩散。④初步判断伤员有无体内污染,必要时及早采取阻止吸收和促进排出的措施。⑤收集、留取可估计受污剂量的物品和生物样品。⑥填写伤员登记表,根据初步分类诊断,确定就地观察治疗或后送,临床症状轻微、血象无明显变化的伤员可在一级医疗单位处理;临床症状较重、血象变化较明显的以及一级医疗单位不能处理的伤员,应迅速转送到二级医疗救治单位;伤情严重、暂时不宜后送的伤员可继续就地抢救,待伤情稳定后及时后送;伤情严重或诊断困难的伤员,在条件允许下可由专人直接后送到三级医疗救治单位。

2.二级医疗救治

二级医疗救治又称为早期救治或就地救治。现场医疗站对现场送来的伤员进行早期处理、检伤分类。二级医疗救治的主要任务是对患中度和中度以下急性中毒病的伤员、复合伤伤员、有明显体表和体内污染的人员进行确定诊断与治疗;对中度以上中毒或受辐射照射的伤员进行二级分类诊断,并将重度和重度以上中毒和复合伤伤员,以及难以确诊和处理的伤员,在条件允许下尽早送到三级医疗救治单位。

具体职责范围:①收治中度和中度以下急性中毒、复合伤、放射性核素内污染人员和严重的常规损伤人员,对其中有危及生命征象的伤员继续抢救。②对体表沾污者进行详细的监测并进行进一步去污处理,对污染伤口采取相应的处理措施。③对有体内污染的人员,初步确定污染物的种类、污染水平,以及全身或主要器官的中毒或受到辐射照射的剂量,及时采取相应的医学处理措施,污染严重或难以处理的伤员及时转送到三级医疗救治单位。④详细记录病史,全面系统检查,进一步确定人员受到辐射照射的剂量和损伤程度,并进行二次分类诊断,将重度以上的急性中毒、复合伤患者送到三级医疗救治机构治疗,暂时不宜后送者可就地观察和治疗,伤情难以判定的可请有关专家会诊后及时后送。⑤必要时对一级医疗机构给以支援和指导。

3.三级医疗救治

三级医疗救治又称为专科治疗,由国家指定的具有各类伤害治疗专科医治能力的综合医院负责实施。三级医疗救治的主要任务是收治重度和重度以上的急性中毒和严重污染伤员,进一步做出明确的诊断,并给予良好的专科治疗。继续全面抗休克和全身性抗感染,预防创伤后肾衰竭、急性呼吸窘迫综合征、多器官功能障碍综合征等并发症的发生,对已发生的内脏并发症的伤员进行综合治疗,酌情开展辅助通气,心肺脑复苏等,直至伤员痊愈。有些伤员痊愈后留下残疾,尚需作进一步康复治疗。

具体职责范围:①对不同类型、不同程度的中毒、放射损伤和复合伤做出确定性诊断,并进行专科医学救治。②对有严重体内、伤口、体表污染的人员进行全面检查,确定污染物的组分和污染水平,估算出人员的受污剂量,并进行全面有效的医学处理。③必要时,派出有经验的专家队伍对一、二级医疗单位给予支援和指导。

对于小或中等规模突发公共卫生事件,或在具备充足的快速后送运输工具的情况下,救援人员可采用现场抢救、专科治疗的二级救治阶梯(即越过早期救治阶梯)。

4.分级救治基本要求

根据分级救治的特点,救援人员必须能正确处理伤病员的完整性治疗与分级救治、后送与治疗的关系。为此,应遵循下列基本要求。

(1)及时合理,力争早日治愈:伤病救治是否及时合理,要从伤病病理过程进行判断。大出血、窒息可因迟延数分钟而死亡,因提早数分钟而得救,其及时性表现在几分钟之间,这就要求救援人员分秒必争、竭尽全力地组织抢救。对大多数伤员来说,及时性的标准是伤后12小时内得到清创处理。伤后至接受手术的时间长短,对伤死率有明显影响,因此必须做到快抢、快救、快送,迅速搬下和后送伤员。

(2)前后继承,确保救治质量:为了保证分级救治的质量,还必须从组织上使各级救治工作前后继承地进行,做到整个救治工作不中断,各级救治不重复。前一级要为后一级救治做好准备,创造条件,争取时间;后一级要在前一级救治的基础上,补充或采取新的救治措施,使救治措施前后紧密衔接,逐步扩大与完善。

(3)相辅相成,医疗与后送相结合:要实现分级救治,使伤病员获得完整救治,伤病员医疗与后送必须相辅相成、缺一不可。对于伤病员转归来说,医疗是主导的,后送是辅助的,为了彻底治愈伤病员,必须实行积极的医疗,尤其对需要紧急拯救生命的伤病员;后送只是为了医疗,如果离开了医疗工作,后送就失去了意义。

二、现场流行病学调查

尽快开展现场流行病学调查,有利于判断突发公共卫生事件的源头,其中以传染性疾病的流行病学调查尤为重要。流调人员应沿消毒通道按规定对现场人员进行调查登记,调查内容为可疑物品来源、性状、接触人员、污染范围等,并确定小隔离圈,设置明显标志(拉警戒线),实施封锁。

(一)本底资料的调查

本底资料调查的内容较多,主要有以下几个方面:自然地理资料主要是地形、气候、水文、土壤、植被及动物等;经济地理资料主要是地方行政、居民情况、工农业生产、交通运输状况等,尤其是注意突发公共卫生事件发生地的放射源、化工生产、生物制品和相关领域的研究单位等;医学地理资料主要是卫生行政组织、医疗卫生实力、医学教育、药材供应及卫生状况等;主要疾病流行概况包括烈性传染病、自然疫源性疾病、虫媒传染病、呼吸道疾病、肠道传染病等;昆虫动物资料包括与疾病有关的蚊、蝇、蚤、蜱、螨、啮齿动物、食虫动物的种类分布、季节消长等。

(二)现场可疑迹象调查

首先,调查人员应迅速了解污染程度与范围、人员受污剂量的大小,应将监测结果和判定结果及时报告给上级应急领导小组,为采取医学急救和应急防护措施提供重要依据;其次,调查人员要采集现场食品、饮用水、土壤和空气标本,鉴定与事件发生相关的可疑物品及其迹象;再次,调查人员要了解现场地理位置及环境条件,追访目击者,询问附近人员,了解发现可疑情况及前后经过。根据当地医学动物本底,调查人员采集可疑动物标本,调查现场动物分布。

当有疫情发生或伤亡人员数量较多时,调查人员应进一步开展现场污染样品和人员体内污染的实验室测量分析,尽可能多地提供有关毒物及放射性物质数据及初步监测结果,以确定是否需要采取进一步的干预措施。需要调查的内容很多,除了需要了解疫情或疾病发展趋势,调查可能扩散的原因,迅速做出初步临床诊断结果,指导防疫、治疗和病原学的特异性检测外,更困难的是判断患者发病与突发公共卫生事件的关系。

(三)事件中后期的调查

事件中期的调查应从早期已经开展的人员、地面和水体等周围环境污染巡测基础上,进一步扩大调查地域范围,提高详细程度,并要采集水、食物及空气样品测定污染水平,掌握毒物的污染程度及变化趋势。

事件后期:对表面污染、空气污染及环境物质进行必要补充测量,特别要对道路、建筑物、动物、土壤和周围环境设施进行污染水平监测,确定整个事件中所发生的污染水平和范围,为后期恢复活动提供依据。

三、现场的洗消处理

现场洗消是突发公共卫生事件应急中的重要环节。及时开展恢复活动,对直接受事件影响的人员加以保护,恢复环境和公众的生活条件。恢复活动主要包括以下几个方面。

(一)环境监测和巡测

对污染事故造成的环境污染,继续进行不间断的环境监测和巡测,对可能被污染的各类食品和环境物质样品进行分析。受污染的食物和水作适当处理后方可食用,或从别处调运未受污染的食物和水供应公众。估算事故受污人员的个人和群体剂量，对事故定性、定级。

（二）对事件现场分区管制

污染区进出通道进行应急干预的情况下，为了便于迅速组织有效的应急响应行动，最大程度地降低突发公共卫生事件可能产生的影响，应尽快将事件现场进行分区管理。根据现场侦检和流行病学调查结果，对突发公共卫生事件性质、区域、污染物性质及污染程度进行分析，确定突发公共卫生事件性质与区域，将事件现场划分为控制区、监督区和非限制区。

（三）污染区域和环境的去污与恢复

应急去污洗消小组赶赴事故现场对道路、建筑物、人员、车辆等受污染的场所与物品进行去污洗消，切断污染和扩散渠道。在监督区与非限制区交界处，设立污染洗消站。洗消站配备监测仪、洗消液等去除污染的设备和用品。污染人员在送救治前需经初步去污处理，运出控制区和监督区的被污染物品需经去污处理和检测后方可运出，避免二次污染。去污过程中产生的固体废物和废水，应妥善收集处理，以防进一步扩大污染。

（四）人员撤离时的洗消处理

应急处置结束后，污染的人员、车辆、装备、服装等进行统一彻底的洗消，一般在划定的洗消场地进行。洗消站通常由人员洗消场、装备洗消场和服装洗消场组成。

四、安全防护

安全防护是指用物理手段阻止有害因子及其传播媒介对人体的侵袭，防止有害因子通过呼吸道或皮肤、黏膜侵入人体，使人体免受污染或感染的措施。安全防护可分为处置时的个人防护、医院病房或隔离区防护和实验室防护等不同层次。

个人防护装备分成3个级别：一级防护为穿工作服、隔离衣，戴12～16层纱布口罩；二级防护为穿工作服，外罩一件隔离衣，戴防护帽和符合N95或FFP2标准的防护口罩，戴乳胶手套和鞋套，必要时戴护目镜，尽量遮盖暴露的皮肤、口鼻等部位；三级防护是在二级防护的基础上，将隔离衣改为标准的防护服，将口罩、护目镜改为全面呼吸型面罩。生物防护措施主要针对2个方面，一是对气溶胶的防护，二是对媒介昆虫的防护。在生化防护中，如有相应疫苗或药物储备，可紧急接种疫苗或预防性服药；化学防护可着防毒服；在放射医学防护中，除使用铅制屏障外，还可服用稳定性碘，配备能报警的探测仪器、个人剂量仪。

对有可能对其他人造成威胁的患者或感染者应在有良好防护设施的病房或区域进行治疗或隔离，如高致病性传染病患者应在负压病房中进行治疗，放射损伤患者应在专科医院或综合性医院相应的专科进行治疗。

针对危险因子的实验操作具有高风险性，预防实验室污染或感染是处置工作的重要一环。实验室安全相关的工作理应贯穿于实验的整个过程，尽量减少实验室感染和污染环境的危险。感染性物质的运输要遵循我国《可感染人类的高致病性病原微生物菌(毒)种或样本运输管理规定》的要求。

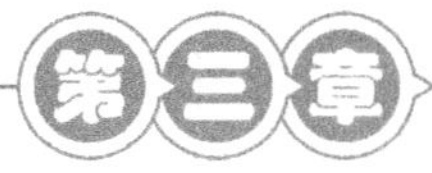

传染病的控制与管理

第一节　传染病的调查监测

传染病监测是指有计划地、持续地和系统地收集、整理、分析和解释传染病在人群中的发生及其影响因素的相关数据，并及时由将监测获得的信息发送、反馈给相关的机构和人员，用于传染病预防控制策略和措施的制定、调整和评价，是公共卫生监测的重要组成部分。

一、监测目的

传染病监测的目的是为了预警、预测、分析和掌握传染病的发生、发展规律及其相关因素，为制定、实施预防、控制策略和措施，并评价其效果，提供科学依据。不同的传染病监测系统，其目的是不同的。传染病监测的目的，主要包括以下几个方面。

(1)描述或估计传染病的流行特征、传播范围和疾病负担，如法定传染病的常规报告系统。

(2)了解传染病的自然史，分析长期变动趋势。

(3)在早期识别传染病的流行和暴发，如麻疹监测。

(4)判断病原微生物的分类、毒力、耐药性及其变异，如监测细菌或病毒的耐药性、流感病毒的抗原变异、流脑流行菌群的变迁等。

(5)利用血清学监测掌握人群免疫水平。

(6)收集、分析和掌握传染病发生或流行的危险因素，如动物宿主和病媒生物等的种群、密度、季节消长、病原体携带率、抗药性等。

(7)对于已消除或正在消除的传染病，判断传染病或病原体的传播是否已经被阻断，如在消除脊髓灰质炎的过程中开展的急性弛缓性麻痹病例监测。

(8)评价传染病预防控制策略和措施的效果,如疫苗可预防传染病。

(9)预测、预报和预警传染病流行趋势,为流行病学研究提供线索。

(10)发现新发和再发传染病。如美国疾病预防控制中心(Center for Disease Control and Prevention,CDC)在泰国开展的国际新发传染病监测项目。

二、监测意义及重要性

传染病监测是传染病预防和控制最基本的活动之一,是传染病防控的基石,是传染病预防和控制的第一职能。有计划的传染病预防控制活动包括监测、干预(预防控制措施)及流行病学研究的3个组成部分。有效的传染病预防和控制依赖于传染病监测,传染病风险评估和管理更离不开监测,只有敏感的传染病监测系统,才能为传染病预防控制提供预测、预警信息。可以说,无论是全球还是一个国家,如果缺乏良好的监测体系和监测工作,任何传染病的预防、控制项目都无法有效开展和取得成功。目前,全球公认的传染病监测的重要作用:发现异常以识别传染病的暴发或流行;评估传染病防控项目或规划的实施绩效;设计、实施和评价疫苗接种等预防控制策略和措施;估计疾病负担和预测发展趋势;为指导临床和公共卫生实践(抗生素耐药和医源性感染监测)提供信息支持。

三、传染病监测数据系统

信息技术的进步极大地促进了传染病监测与防控的发展,以数据库系统为核心的数据自动采集与分析系统已经在全世界普及,极大地提高了传染病监测的自动化水平与控制干预的效率。目前,我国已经建立起完整的覆盖全国的三级疾控体系及以公共卫生预警平台和疾病卫生数据库为核心的疾控数据采集系统,在长期运行的过程中积累了大量的历史数据。有效地管理和利用这些宝贵的数据资源,对于研究传染病的时空变化特征,指导疾病预防控制决策等具有重要意义。但是随着时间的推移,面对传染病监测与防控相关数据爆炸式的膨胀,以传统的操作型数据库为主的存储、管理和分析方式已逐渐无法满足海量数据的实际应用需求,人们要求计算机在能够高效地处理海量日常数据的同时,更多地参与数据分析和决策支持,最大限度地满足疾病监测与防控的及时性与准确性,解决整个系统内由于信息不平衡引起的“信息孤岛”、数据冗余等问题。

查询分析服务器和业务处理服务器使用同一个数据库,查询分析影响业务系统的性能;现有系统缺乏多维分析、即席分析、钻取、切片等功能,数据库难以满足数据挖掘的需要;分析报表为固定格式定制报表,增加分析报表需要人工手工编程,效率低下,难以满足疾控机构和卫勤管理机关进行即时、灵活的数据分析和决策支持的需求。数据仓库是一个用于存储和管理大量结构化和非结构化数据的集中数据库,是决策支持系统的基础,由于数据仓库技术在面对海量数据时,具有优秀的集成特性、强大的多维分析、灵活的即席查询、直观的多维视图、高效的分析过程等特点,能够更好地支持管理决策,正在被越来越广泛地应用于商业决策、生物医学研究、资源管理、海洋大气分析等领域中。特别是在疾病监测与防控领域,数据仓库技术也受到了越来越多的重视。美国等发达国家有将数据仓库用于疾病监测系统的案例,国内虽已经开始关注到数据仓库用于疾控领域,但是少有成熟的案例,国内还没有成规模的实用先例。

(一)数据仓库技术简介

美国著名信息工程学家 Inmon 将数据仓库定义为面向主题的、集成的、非易失的、随时间变化的、用来支持管理人员决策的数据集合。简单来说,数据仓库是具有以下特点的支持决策制定过程的一组数据。

1.面向主题性数据仓库

面向主题性数据仓库的构建依赖于特定的概念,比如客户、产品等,其数据是围绕特定主题组织起来的。相对的,操作型数据库依赖于特定的应用。

2.集成性数据仓库

集成性数据仓库利用多个数据源,为所有数据提供一个统一的视图。创建数据仓库并不需要添加新信息,但需要重新安排整理所有的信息。

3.非易失性数据仓库

非易失性数据仓库反映的是历史数据的内容,而不是日常事务处理所产生的操作性数据,进入数据仓库的数据是极少的。数据仓库通常批量载入与访问,其数据在进行装载时并不进行一般意义上的数据更新,而是以静态快照的格式进行的。当产生后继变化时,一个新的快照记录就会写入数据仓库,这样数据仓库中就保存了数据的历史状况。

4.时变性数据仓库

时变性是指数据仓库中的每个数据单元只是在某一时间是准确的。数据仓库定期使用操作型数据库更新数据,是不同时间的数据集合,要求数据仓库中的数据保存时限能够满足进行决策分析的需要,并且均要标明该数据的时间属性。上述特点使数据仓库从基础数据组织方式到系统应用目的都与传统操作型数据库有着本质的区别。

数据仓库的主题、粒度、维度是数据仓库技术中的关键概念。主题是一个抽象的概念,是在较高层次上将信息系统中的数据综合、归类并进行分析利用的抽象,面向主题的数据组织方式,就是在较高层次上对分析对象数据进行一个完整、一致的描述,能完整、统一地刻画各个分析对象所涉及的各项数据及数据之间的联系;粒度指的是数据仓库中数据单元的细节程度或综合程度的级别,数据仓库环境中粒度的设计会深刻地影响存放在数据仓库中的数据量的大小及数据仓库所能回答的查询类型,粒度级别越低,查询范围越广泛,反之,粒度级别越高,查询能力越弱;维度是范围有限的主题属性,描述了主题的分析坐标,一般情况下主题具有多个定义了它最小表示粒度的维度。

传染病监测与防控主要通过一系列的疾病预防、控制机构之间的协作来实现,因此需要信息的广泛共享和有效集成,采用数据仓库、联机分析处理数据挖掘技术已成为疾病预防与控制机构开发疾病预控信息系统的趋势。各级 CDC 作为疾病监测与防控的核心部门,通过数据仓库收集汇总全国或当地的疾病报告数据,对数据进行分析整理,而后将这些数据和分析报告提供给相关研究机构与决策部门。医院等临床机构利用数据仓库技术构建医院临床信息系统,收集整理临床疾病数据,实现院内感染的分析与控制、关键疾病指标监测、医疗流程管理等功能,提高工作效率,同时为疾病预防与控制中心收集并上报临床疾病报告数据。居民健康档案包括居民从出生到死亡全过程的健康信息数据,涵盖家庭,个人基本健康信息、妇幼保健、疾病预防、疾病管理、医疗服务等内容,可全面详实地记录居民的传染病发病情况。通过构建传染病监测数据仓库,能够有效地将上述各部门整合,打破数据“壁垒”,得到统一的传染病监测数据。通过对这些数据深入分析,可得到传染病发病规律、传染病暴发趋势、传染病病源地分布等信息,为传染病暴发预测和早期预警提供决策参考。目前,传染病监测数据仓库主要用以支持疾病监测预警和传染病防控科研等方面。

(二)疾病监测预警

传统的公共卫生实践涉及健康状态评价、起因与风险因素分析、高效人工干预的开展,以及高效人工干预所需系统的实现。疾病监测数据是这些工作的基础。自 2000 年起,美国 CDC 开始构建国家电子疾病监测系统(National Electronic Disease Surveillance System,NEDSS)作为收集数据的标准手段。在当时,美国各州有超过 100 个用来收集公共卫生数据的各类系统,这些系统使用各自不同的数据收集和传输方式,由此带来的问题是十分明显的,这些系统给健康管理部门带来非常大的负担,导致各个系统运行的效率都不令人满意,常常在一个事件发生后的数周甚至数月才能报告到上级健康管理部门。NEDSS 作为一个统一的、完整的大系统由此产生,用来代替各个独立运行的小系统,疾病预防与控制数据仓库是 NEDSS 的核心组件之一。该数据仓库整合不同数据来源的基础数据，集成了多个数据源，为数据分析提供了一个具有一致数据结构的数据集合，存储多年积累的超过 5 006 个字节的疾病预防与控制监测数据。另外，依靠数据仓库技术实现的电子实验室报告系统，帮助实验室依据 HL7（Health Level 7）信息格式和实验室测试标准化的编码体系，向州或者当地健康部门传输传染病报告，实现了自动化的、安全的传染病报告上报，以代替人工数据收集工作。在实际应用中，对于肺结核、水痘、麻疹及各种类型的流感等通用公共卫生病例，该数据仓库每个月都要实时处理分析超过 200 万例的病例报告，实现了面向整个国家的疾病监测管理，同时还为发病率与死亡率周报提供基础数据与分析报告支持。

为了改革整个健康服务体系，提高健康服务的质量与效率，美国退伍军人事务部计划为整个退伍军人医疗数据系统的标准化、合并与精简等开发一整套高性能的商业智能系统，到目前为止，已经开发了共同数据仓库（Corporate Data Warehouse，CDW）和 4 个区域数据仓库（Regional Data Warehouse，RDW），其中 CDW 是其业务管理、健康服务系统改革的核心，RDW 主要作为实时数据收集系统，更有效地管理整个健康服务体系，更准确地提供居民健康数据。这套商务智能系统为卫生突发事件应急响应等提供了基础。通过对数据仓库的扩展设计，实现了健康管理的灾难响应解决方案，以期在面对大范围灾难时健康管理部门能够快速响应并为民众提供更好的服务。

四、传染病监测的内容

（一）疫情监测

疫情监测主要是通过连续性、系统性收集监测传染病病种的发病病例数和死亡病例数，了解该病在不同地区、不同时间、不同人群中的分布特征及流行因素，为防治传染病提供可靠的依据。各级医疗机构报告的疑似病例需要采集患者的标本进行检查，必要时需要开展个案调查，以核实诊断。通过对疫情的连续性监测可以在疾病流行的早期及时采取防控措施，有助于遏制疫情的进一步暴发或流行。分析不同时间、地区、人群疫情分布的差异，有助于探索影响传染病发生的因素。比较分析防控措施实施前后疫情的变化可以评估防控措施的效果，如为了及时掌握性传播疾病（sexually transmitted disease，STD）的流行动态，了解其传染的来源，调查各方面的影响因素，考核防治效果，为制定防治措施提供依据，我国建立了包括 5 种 STD 哨点监测系统、法定传染病报告系统和性病专报系统在内的STD监测网络。

(二)血清学监测

通过采用血清学检测的方法,可以了解监测传染病病种的全貌,掌握人群受威胁程度、人群免疫状况,预测评估监测传染病病种的流行趋势。血清学监测是疫情监测的重要补充,它可以反映传染病当前和过去的流行情况,显性与隐性感染的比例,病后或感染后的免疫持久性,应用血清学监测方法进行长期的健康人群抗体监测可反映人群对传染病感染的累积状态,通过短期的抗体测定可反映近期流行或感染状况。血清学监测能帮助阐明传染病传播规律,表明传染病在人群中流行情况和探索传染病地理分布特征等。例如,通过血清学监测方法证实猪是乙脑病毒的贮存宿主,在人乙脑流行高峰到来之前,猪群的乙脑抗体阳性率已有明显升高,说明猪在本病流行中起到重要作用。20世纪90年代初,全国开展的病毒性肝炎流行情况调查应用了血清学监测方法,阐明了我国病毒性肝炎的高发区、低发区等。人群中甲型肝炎(简称甲肝)抗体的检测可反映其流行趋势,如果人群中甲肝抗体阳性率低于70%,应提高警惕,防止甲肝在人群中的扩散或暴发。美国CDC应用血清学监测方法对本国的各种鸟类进行了西尼罗河病毒血清学监测,不仅发现乌鸦是西尼罗河病毒主要宿主,还阐明了西尼罗河病毒在全国的地理分布。为了获得血清学监测的成功,以下几点是必须考虑的。

(1)要设计一套标准而可靠的实验室操作程序、检测指标及实验方法。

(2)实验室人员要经过严格培训,掌握不同传染病的血清学实验;实验室所用试剂与材料稳定可靠。

(3)要有一套实验室设备,包括试剂盒、血清贮存设备。

(4)要有健全的质量控制措施,保证质量。

(5)了解实验方法的敏感度和特异度,做好质量控制,以便对实验进行评价。

(6)血清的采集、运送和贮存的方法要有明确规定。

(7)监测对象的选择合理,对样本量的大小进行估计并对监测结果进行解释与交流。

(三)病原学监测

通过定点、定时、连续、系统地对监测传染病病种进行病原学监测,了解并掌握其疫情分布、宿主动物带菌水平、传播媒介物(水、食品等)污染水平。例如,通过对鼠疫自然疫源地进行监测以便掌握疫源地、宿主动物及媒介的分布，宿主带菌水平等信息。通过对传染病病种的病原体菌种群组型、毒力、耐药等监测，了解并掌握该病致病微生物流行菌群与菌型的变迁、菌株变异情况、菌株耐药情况及其流行关系等。

自2005年起，我国CDC在全国31个省(市)范围内建立了包括流感监测网络实验室和国家级流感监测哨点医院在内的流感监测网络体系，进行流感毒株的分离工作，以便及时监测流感毒株变异的基本情况。同时我国每年分4次向世界卫生组织流感协作中心提供一定数量流感毒株，用于流感疫苗株的研究。淋病奈瑟菌对抗生素比较敏感，容易产生耐药性。1976年在美国及英国同时分离出产青霉素酶的淋病奈瑟菌，1983年在美国北卡罗来纳州首次出现由染色体介导的非产青霉素酶耐青霉素淋病奈瑟菌引起的暴发流行及治疗失败，1985年在美国鉴定出质粒介导的高度耐四环素淋病奈瑟菌，因此自1987年起，美国全国性病麻风病控制中心组织全国不同地区有代表性的性病防治单位协作开展淋病奈瑟菌耐药监测工作，对当地流行的淋病奈瑟菌分离株进行抗生素敏感性试验。此项工作于1992年纳入世界卫生组织西太区耐药监测规划。目前我国也已经建立淋病耐药性监测网，以掌握治疗药物的耐药性及其分布与发展趋势，为选择、推广和研制新的治疗药物，以及为完善、改进治疗方案提供依据。2005年，我国CDC选择存在不同类型病媒生物性疾病且具有一定监测工作基础的地市作为监测点，在全国17个省、市、自治区建立40个监测点开展病媒生物监测。到2011年止，病媒生物监测扩展至19个省、43个点。

(四)危险因素监测

传统的决定论因果观认为，一定的原因必然导致一定的结果，但随着人们对疾病认识的增加，现代流行病学认为疾病的发生是多种因素综合作用的结果。病因，在现代流行病学中一般称为危险因素，是指使疾病发生的概率升高的因素。对传染病危险因素进行监测，不仅能预测传染病的未来发展趋势以防止传染病的蔓延扩散，而且个体能早期干预以防止疾病的进一步发生、发展。例如，对医院排放废水中的总大肠埃希菌群、粪大肠埃希菌群、沙门菌及志贺菌等的监测以防止肠道传染病的发生。对食物中食源性致病菌的监测有利于防止食源性传染病的发生。除了社会因素，自然因素也是影响传染病发生、发展的重要原因。例如，对温度、湿度等气候因素及鼠、蚊、蜱、蚤等病媒生物进行监测有利于早期预测传染病尤其是自然疫源性传染病的发生、发展趋势，以便对疾病进行预警预测。

(五)行为学监测

某些传染病的发生与个人行为尤其是不健康行为密切相关,如共用注射器可能导致艾滋病的传播,而共同饮用含致病原的水则可能是肠道传染病暴发的高危行为。如果监测的内容只是包括发病和死亡,而不包括行为,显然不能满足制定和评价针对这些疾病的卫生计划需求。促进行为的改变是预防控制这些疾病的主要策略之一。行为学监测是传染病监测范围的拓宽,包括我国在内的越来越多的国家意识到行为危险因素监测的重要性,建立了本国的行为危险因素监测系统。美国 CDC 在 1984 年建立了行为危险因素监测系统,到 1990 年全国各州均加入该系统。行为监测是艾滋病综合监测系统的重要组成部分,通过在固定时间、固定地点,持续系统地收集特定人群与艾滋病、性病感染相关行为的动态变化趋势的资料,以指导制订适宜的预防规划并监测规划执行效果,到 2006 年为止,在全国范围内已经建立了 195 个人类免疫缺陷病毒(human immunodeficiency virus,HIV)行为学监测网。

(六)干预措施效果监测

干预措施效果监测主要是了解干预措施有效与否。由于监测是持续、系统地进行的,因此在评价干预策略和措施的效果时,传染病的变化趋势能够提供最直接和最可靠的依据。例如,甲肝在普遍接种甲肝疫苗的地区,甲肝的发病率会明显下降。因此,可以把当地甲肝发病率的变化,作为评价甲肝疫苗接种效果的评价指标。在消化道传染病流行期间可以对安全用水普及率,餐具合格率,食品合格率等进行监测,以评价相关干预措施的效果。此外干预措施的监测还可应用在结核病、艾滋病等传染病的干预措施效果评价。

(七)其他

为在早期发现传染病的发生,我国在部分地区开展了事件监测,如对药店的药品销售量进行监测,若某地区某段时间内某种药物的销售量明显上升,则提示该地区可能发生某种传染病的流行。世界卫生组织将事件监测定义为从公众、媒体、卫生保健系统等来源,快速捕捉公共卫生相关信息,并由专门的团队对这些信息进行核实和评估,从而做出适当效应的监测。事件监测可以为传染病的早期预警提供依据。症状监测也称为综合征监测,是指通过持续、系统地收集和分析特定传染病临床症候群的发生频率的数据,及时发现传染病在时间和空间分布上的异常聚集,以期对传染病暴发进行早期探查、预警和快速反应的监测方法,如建立肠道门诊、发热门诊。

五、传染病监测的注意事项

(一)病例定义

病例定义是传染病监测系统的最基本要素，需要综合考虑传染病监测系统的目的及监测系统灵敏度、特异度和可行性等的要求，分层次确定不同的病例定义。对于疾病诊断，获得诊断性试验证据是非常重要的。但诊断性试验的可行性、可操作性及监测人员获得和理解诊断试验结果的能力也影响着传染病监测系统中对病例的定义。在大规模的传染病监测中，需要确定一个统一的、可操作性强的临床诊断标准以动态观察传染病的变化趋势，这样确定的病例常被称为监测病例。病例定义由时间、地点、人群等流行病学史和临床特征、实验室特征等组成。在传染病监测过程中没有唯一理想的单一定义，需要根据所需信息的不同、报告或数据收集方法的不同、人员培训和现有资源的不同，制订不同的定义。同时病例的定义也受目前可利用信息量的多少及不同确认水平要求(如疑似病例与确诊病例)的影响。比如，甲肝监测病例定义可以仅仅是巩膜黄染，也可以是需要实验室甲肝病毒感染证据、急性临床症状、临床或实验室肝功能紊乱证据的监测病例定义。第一个定义非常简单，可用于只具有最基本培训的现场工作者，比如在难民集中营中已经证实存在甲肝的流行，但受条件限制无法进行实验室检测，将一些由其他原因引起巩膜黄染的患者也纳入监测不会影响数据的有效性。第二种定义在发达国家较适用，在这些国家中诊断性检测常用于区分不同类型的病毒性肝炎，并且临床和公共卫生响应依赖于特异性的诊断。但是将所有这些要素纳入监测病例定义中，可能会将一些真正感染甲肝的病例排除在外，比如隐性感染者(这在儿童中非常常见)。此外，由于传染病接触史在传染病的发生过程中必不可少，有时候对具有典型临床症状及明确传染病接触史的患者在诊断性试验缺如的情况下也可以对传染病进行诊断。在疾病监测过程中需要了解疾病的流行病学史，这能增加监测的灵敏度并且能更好地反映实际情况。但这样的病例定义比较复杂，会增加实际操作的难度。

(二)监测人群选择

哪些人群作为监测人群与监测目的、所监测传染病的流行模式等有关。开展血吸虫病监测时，应选择血吸虫流行地区内最易患血吸虫病的人群(如农民)作为监测人群来开展监测；艾滋病监测时，常常选择性病患者、性混乱、涉外和从事服务业等重点人群作为艾滋病监测人群；开展病毒性肝炎分型监测时，往往选择急性病毒性肝炎患者作为监测人群进行各型肝炎的血清学项目监测等。尽管监测系统试图纳入所有的或者统计学上有代表性的样本，但在很多时候这一方法是不可行的。由于监测过程中需要具有兴趣、意愿和接受力的参与者，一些信息系统常以非随机选择的人群为目标。在这种情况下，实际的监测人群可能是在某医院接受医疗保健的人群，生活在选定城市的人，在选定工厂工作的人等。比如，英国开展的血清 HIV 阳性率调查以接受治疗的性传播疾病患者、吸毒者和在伦敦及其他哨点医院就诊的孕妇为调查对象。监测人群样本量的大小取决于人群暴露某种危险因素的比例、暴露危险因素的相对危险性、所要求的显著性水平及所要求的研究功效等。

(三)保密性

个人识别信息在鉴别重复报告、必要时获得跟踪信息、提供个人服务及利用监测作为进一步详细调查的基础时是非常必要的。保证体格检查记录的安全性和监测记录的保密性既是一种道德责任也是获得参与者信任所必需的。与传染病报告相关的法律一般规定了相应的保护和制裁措施，以防止个人资料的不当泄露。保护安全性的程序包括限制个人获得敏感数据的途径、对贮存数据的档案和房间上锁，在电脑和互联网系统中使用密码、进行加密及一些其他安全措施。监测数据维护机构应该明确且详细说明相关机构工作人员及对分析监测信息感兴趣的研究人员在何种条件及情况下可以获得相关数据。确保遵守保密政策及安全程序应该是员工培训和持续绩效考核的必要组成部分。

为了进一步加强个人信息的保密和安全，非必要时不能收集或保存个人识别信息。对于当地卫生机构来说，个人识别信息是必需的，但当向上级卫生机构提交相关信息时个人识别信息一般是非必需的。比如，鉴于 HIV 感染与某些性行为、静脉药物使用相关，以及对 HIV 感染人群歧视的关注，在 HIV/艾滋病监测中高度关注对病例隐私的保护。在美国，HIV 感染者和艾滋病病例首先报告至当地或州卫生部门，进一步向 CDC 报告。州卫生部门掌握感染者或患者的姓名，在患者需要进一步治疗时便于进行跟踪和回顾调查，以及在其他相关信息可用时更新病例报告(如，HIV 感染者发展成艾滋病或艾滋病患者死亡)，同时可用于剔除重复报告。州卫生部门不向 CDC 上报患者的姓名，因为全国艾滋病流行趋势的监测是不需要患者姓名等信息的。

(四)监测伦理学

传染病监测过程中当存在个人权利与公共健康权之间的冲突时，需要靠不断的努力来获得竞争性利益、风险及利益间的可靠平衡以确保监测过程中的伦理实践。竞争性利益包括人们希望防止其个人隐私被未经授权的政府机构侵扰的合理愿望,政府保护委托人健康的责任和获得必要信息以指导公共卫生干预的责任。监测风险可能表现在个体或者群体水平上。如果人们的有关健康信息被不当泄露,这些人可能遭受歧视。当总量低于某一临界值时,比如低于5,很多监测系统将不发布具体的频数,因为总量如此低使得个体很容易被确认。相反的,患有高发病率疾病的群体可能由于监测数据的公开发布而遭受诟病,尤其是当健康差异的不良影响指向遭受经济或社会剥夺的群体时。降低这些个体风险需要审慎地收集监测数据并负责任地进行维护。为了降低患高发病率疾病群体被诟病的风险,常需要强调仅仅是监测数据,不能解释健康差异的潜在原因。传染病监测过程中的伦理实践属于公共卫生伦理学的范畴,它遵守五大基本原则即效用原则、公正原则、尊重原则、互助原则和相称性原则。当在监测过程中需要收集监测对象隐私信息、采集标本时需要注意可能存在的伦理学问题。

知情同意反映了监测过程中对监测对象的尊重原则。知情同意包括知情和同意两个部分。知情是指监测对象对本次监测有足够的了解,因此监测者需要向监测对象提供以下信息:监测的目的及意义,监测过程中需要收集的信息及采集的标本,所收集信息及标本的用途,监测对象参加本次监测的益处及可能承担的风险,监测过程中保证监测对象隐私不得到侵犯的措施。为了保证监测对象充分理解监测的相关信息,要求采用通俗易懂的文字,避免使用生涩难懂的词汇及医学专用术语。同意是指监测对象在充分理解监测相关信息的基础上,自主、自愿地做出同意或者拒绝参加监测的过程。对于那些缺乏自主能力的监测对象可以由其监护人代为执行知情同意的过程。

第二节　传染病疫情报告管理

传染病疫情报告制度:各级医疗、防疫机构是按照专业分工,承担责任范围内突发传染病疫情监测、信息报告与管理工作。为疾病预防控制提供及时、准确的监测信息,是为各级政府提供传染病发生、发展信息的重要渠道。只有建立起一套完整的传染病报告制度,并且保证其正常运转,才能保证信息的通畅。这是政府决策者准确掌握事件动态、及时正确进行决策与有关部门及时采取预防控制措施的重要前提。依据《中华人民共和国传染病防治法》《突发公共卫生事件应急条例》《突发公共卫生事件与传染病疫情监测信息报告管理办法》《传染病信息报告工作管理规范》《传染病监测信息网络直报工作技术指南》制定传染病疫情报告制度。各级各类医疗机构、疾病预防控制机构、采血供血机构、卫生检疫机构、学校、托幼机构、农场、林场、煤矿、劳教及其所有执行职务的医护人员、医学检验人员、卫生检疫人员、疾病预防控制人员、社区卫生服务人员、乡村医师等均为疫情责任报告人。

一、甲、乙、丙类及其他规定报告的传染病

(一)疾病所属类别

1.甲类传染病

鼠疫、霍乱。

2.乙类传染病

传染性非典型肺炎、艾滋病、病毒性肝炎、脊髓灰质炎、人高致病性禽流感、麻疹、流行性出血热、狂犬病、流行性乙型脑炎、登革热、炭疽、细菌性和阿米巴性痢疾、肺结核、伤寒和副伤寒、流行性脑脊髓膜炎、百日咳、白喉、新生儿破伤风、猩红热、布鲁氏菌病、淋病、梅毒、钩端螺旋体病、血吸虫病、疟疾、人感染H7N9禽流感、新型冠状病毒感染。

3.丙类传染病

流感(含甲型H1N1流感)、流行性腮腺炎、风疹、急性出血性结膜炎、麻风病、流行性和地方性斑疹伤寒、黑热病、棘球蚴病、丝虫病、手足口病、除霍乱、细菌性和阿米巴性痢疾、伤寒和副伤寒以外的感染性腹泻病。国务院卫生行政部门决定列入乙类、丙类传染病管理的上述规定以外的其他传染病(非淋菌性尿道炎、尖锐湿疣、生殖器疱疹、水痘、森林脑炎、结核性胸膜炎、人感染猪链球菌、不明原因肺炎、不明原因、其他)。省级人民政府决定按照乙类、丙类管理的其他地方性传染病。执行职务的医务人员发现其他传染病暴发、流行,以及原因不明的传染病后,应及时向当地疾病预防控制机构报告。

(二)报告内容

报告内容包括常规疫情报告(法定传染病报告),特殊疫情报告(暴发疫情、重大疫情、灾区疫情、新发现的传染病、突发原因不明的传染病),传染病菌种、毒种丢失的报告。

1.甲、乙、丙类传染病

传染病按照《中华人民共和国报传染病告卡》的要求填报。报告卡统一用A4纸印制,使用钢笔或圆珠笔填写,项目完整、准确,字迹清楚,填报人签名。传染病报告病例分为实验室确诊病例、临床诊断病例和疑似病例。对鼠疫、霍乱、肺炭疽、脊髓灰质炎、艾滋病及卫健委规定的其他传染病,按照规定报告病原携带者。炭疽、病毒性肝炎、梅毒、疟疾、肺结核分型报告:炭疽分为肺炭疽、皮肤炭疽和未分型3类;病毒性肝炎分为甲型、乙型、丙型、戊型和未分型5类;梅毒分为一期、二期、三期、胎传、隐性5类;疟疾分为间日疟、恶性疟和未分型3类;肺结核分为涂阳、仅培阳、菌阴和未痰检4类。

未进行发病报告的死亡病例,在填写报告卡时,应同时填写发病日期(如发病日期不明,可填接诊日期)和死亡日期。传染病专项监测、专项调查信息的报告:对于开展专项报告的传染病(性病、结核、艾滋病及HIV感染者),除专病报告机构外,其余各级各类医疗机构在发现诊断病例的同时进行网络直报。医务人员发现原因不明传染病或可疑的新发传染病后,应及时向当地疾病预防控制机构报告。疾病预防控制机构立即电话报告上级疾病预防控制机构与同级卫生行政部门,同时做好认真记录与调查核实。各级疾病预防控制机构或者医疗机构在接到任何单位和个人报告的传染病患者或者疑似传染病患者后,要认真做好疫情记录,登记报告人、报告电话、报告事件,疫情发生时间、地点、发病人数、发病原因等。立即电话报告上级疾病预防控制机构与同级卫生行政部门,同时进行调查核实。传染病菌种、毒种丢失的报告:传染病菌种、毒种丢失属于《突发公共卫生事件应急条例》规定的突发公共卫生事件的内容之一,各级疾病预防控制机构接到疫情后要在1小时内报告上级疾病预防控制机构与同级卫生行政部门。

2.报告程序与方式

传染病报告实行属地化管理,实行首诊医师负责制,医院内诊断的传染病病例的报告卡由首诊医师负责填写,由医院预防保健科的专业人员负责进行网络直报。暴发疫情现场调查的院外传染病病例报告卡由属地疾病预防控制机构的现场调查人员填写,并由疾控机构进行报告。①乡镇卫生院与城镇社区卫生服务站负责收集和报告本行政区域内的传染病信息。有条件的实行网络直报,没有条件实行网络直报的,应按照规定时限以最快方式将传染病报告卡报告本行政区域内县级疾病预防控制机构。②县级及以上的医疗机构要实行网络直报。要建立预防保健科,要有专人负责网络直报工作。③交通、民航、厂(场)矿所属的医疗卫生机构及非政府举办的医疗机构按照《中华人民共和国传染病防治法》规定的报告方式、报告程序进行报告。④部队、武警等部门的医疗卫生机构接诊地方传染病患者时，按照传染病防治法规定向属地的县级疾病预防控制机构报告。

(三)报告时限

责任报告单位和责任疫情报告人发现甲类传染病和乙类传染病中的肺炭疽、传染性非典型肺炎等按照甲类管理的传染患者或疑似患者时，或发现其他传染病和不明原因疾病暴发时，应于2小时内将传染病报告卡通过网络报告。对其他乙类、丙类传染病患者、疑似患者和规定报告的传染病病原携带者在诊断后，应于24小时内进行网络报告。不具备网络直报条件的医疗机构及时向属地的乡镇卫生院、城市社区卫生服务中心或县级疾病预防控制机构报告，并于24小时内寄送出传染病报告卡至代报单位。

二、医疗机构疫情报告管理

医疗机构是传染病监测体系的重要组成部分，是发现、报告传染病的第一关。2004年传染病网络直报系统开通，改变了传染病信息从各级医疗机构到国家的传递模式。但医疗机构内部传染病信息采集模式并没有根本改变，仍是手工填写传染病报告卡、人工收集，最后才上网报告。这种报告模式环节多、缺乏有效监控，稍不留意就会导致漏报和迟报。近年来，医院信息管理系统的使用和推广为医疗机构内部传染病报告信息化管理提供了较好的平台。近年来医疗机构卫生信息化工作迅猛发展，但传染病报告信息化建设明显落后于医疗机构信息化，在开展信息化建设的医疗机构中传染病报告信息化仅10.3%，医疗机构普遍不重视或不清楚如何开展传染病信息化管理。国内部分信息化水平领先的医疗机构，借助信息平台，建立了医疗机构传染病疫情报告系统，但均存在一定的局限性，医疗机构迫切需要规范的传染病报告信息化管理模式。

卫生行政部门应出台规范性指导文件，统一要求各级医疗机构在开展信息化建设时，必须涵盖传染病报告等公共卫生信息化管理模块，并且模块功能必须满足传染病报告管理等工作要求，指导各级医疗机构规范传染病报告信息化建设。同时在医疗机构等级评审中，应增加公共卫生信息化管理相关内容，根据其信息化建设的进程，对传染病报告等公共卫生职能的信息化也作相应要求，全面推进医疗机构公共卫生信息化管理。

（一）建立健全疫情网报组织机构，细化分工与明确责任

健全的组织机构是任何事情顺利开展的必要前提，疫情网报同样需要健全的组织机构，责任分工，明确到人。医疗机构与疾控机构需明确管理人和责任人，设置传染病管理体系，各科室、病房均有专门的传染病管理员，以便于制度的切实执行与落实，确定各级监管人员、各级管理目标，并以目标考核管理人员的执行情况；尤其是领导层的管理考核内容更广泛，要求更加严格，使领导更加重视相关工作的进展与制度变化。我国规定疾控部门需要有专人且不少于2人负责医疗机构的网报审核与订正，每天进行大疫情网的审核不少于4次，发现问题后及时向网报单位反馈，督促其订正或删除，第一时间减少网报卡片的逻辑错误，保证卡片的完整率和准确率。

（二）培训考核制度化，普及网报知识知晓率

培训作为提高医务人员医疗水平的一条重要途径，对疫情网报工作也同样适用，每年都由疾控部门与卫生行政部门共同举办一期疫情网报专业知识培训，所有医疗机构均需参加培训且培训后进行考核，考核不合格者，继续培训，直到合格为止，医务人员参加培训后须针对本单位新进人员和其他人员举办疫情网报专业知识的培训，通过培训提高医务人员对传染病疫情网报知识的知晓率。加强全院培训，广泛宣传传染病预防和控制的相关知识，为提高全院人员的传染病预防与控制意识，医院传染病管理小组专门设计了培训课程，分科室、分病房对医护人员进行团队培训，重点讲解传染病的范围、感染途径、临床注意事项、预防方法、控制措施等，并由各科室护理人员进一步向患者讲解，将传染病预防作为护理工作的一个环节，给患者和家属作以解释。同时，院内建立了传染病管理论坛，帮助院内工作者分享和交流信息，提高对传染病知识的广泛性了解，对于院内已经发生，或被有效防范的各类传染病，也作为论坛的一种话题进行讨论，从而强化工作者的认识。

（三）疫情网报制度张贴化，强化报告意识

疫情网报制度作为传染病疫情报告的一种规范，疾控部门须按照网报要求制定出统一的疫情报告制度，下发至各级各类医疗机构，要求其统一张贴至接诊或检验传染病的相关科室，供其提示与警示作用，同时要求各医疗机构与传染病疫情相关的科室必须配备传染病登记本、疫情卡片与门诊日志，以便登记核查。完善监管手段，有效降低院内传染病发生率。一方面通过自上而下的监管体系实施，对各级医护工作者均有特定的监管人员进行传染病预防的指导与工作监督;另一方面还建立了互助机制,激励工作人员在日常工作中观察同事的预防和控制意识,发现问题后及时向其提出并提供良好建议,如未有改善,可向上一级监管者反映,并做出一定的处罚。

(四)完善奖惩制度,保障网报开展

各级医疗机构临床首诊医师和网报专业人员经过培训后,应该严格按照制度报告疫情,医疗机构应该对积极准确报告的医师给予奖励,惩罚漏报、错报或不及时报告的医师或网报人员。网报工作不同于其他的业务部门工作,每年中的节假日、周末、月末都需在规定的时限内进行报卡和审卡,尤其是月末、年末的最后一天审卡人员须守大疫情网到 24 点后,这就需要单位对网报工作做得较好的人员给予一定的奖励和补助,同时对网报工作不力的人员给予一定的惩罚,通过奖励、补助和惩罚工作,保证网报工作的顺利开展。建立奖惩制度,加强医护工作者的责任心。由于在建立传染病管理制度的同时,也建立起相关的管理系统,并以绩效目标的形式对各级医疗工作者的传染病预防和控制工作进行考核,故通过医院已有的奖惩机制可以有效地对考核评价后的工作者进行相应的激励或惩处。另外,医院还积极实施全院绩效与薪资挂钩的管理程序,促进医护人员进一步加强责任心,细化工作环节,提高传染病管理的实施运作效果。

(五)加强检查和指导,及时发现问题,加大通报力度,督促整改

疾控部门作为网报单位的业务指导部门,须对辖区各级各类医疗机构的网报工作进行检查和指导,采取日常检查和年终漏报调查相结合,及时发现各医疗机构在网报中所存在的问题,对检查情况及时反馈至各单位和辖区卫生行政部门、辖区卫生监督所,从而要求其在第一时间进行改正,并要求实行院内通报制。

(六)各级疾控加强审核,及时了解辖区网报动态

大疫情网作为疫情网络报告的唯一途径,其传染病报告卡所规定的内容均能够反映网报的及时性、准确性、完整性、重卡率,这一指标也是各级网报单位考核的质量指标,负责网报管理的疾控专业人员须不定期和定期对网报的卡片导出进行分析整理,且每天进行查重,经判定证实为重卡时,要及时删除;对于存在逻辑错误的、不准确的、不完整的导出卡片,审卡人员在第一时间向网报单位核实,要求其进行订正,及时对辖区网报的质量进行分析并反馈给辖区医疗机构。

抗生素专项管理:由于近些年来抗生素的应用逐渐增多,临床耐药事件层出不穷,严重影响了传染病的预防工作,因而有的医院特别制定了抗生素专项管理体系。临床用药必须详细记录,对抗生素临床应用率超过 50%的科室进行整顿和检查，重新对全科医护人员进行用药培训，建立抗生素应用的基本原则。器械及无菌用品管理，手术类器械的使用要严格遵守无菌管理的相关规定，各类临床器械及无菌用品按照管理制度妥善摆放，建立登记卡，对出入情况进行详细登记。指导护士及时检查各类用品是否出现包装损坏等问题，及时处理。医疗废物按要求进行回收、分类、保存、运送、处理等，避免成为感染源。加强全院卫生管理，全院各科室、走廊、大厅等均划分为片区由各科室负责，必须每天清扫一次，并使用消毒水清理地面，病房内的患者的床褥要及时更换，经常开窗通风换气，各项医疗工作开始前要清洗双手等。

（七）开展漏报调查、全面了解网报质量

疫情漏报调查可以比较全面地反映医疗机构的网报质量，其调查内容之多、覆盖范围之广，是网报质量的重要途径，疾控部门须严格按照《疫情网报漏报调查方案》开展漏报调查工作，将漏报调查的资料进行分析、汇总，并对存在的问题进行及时的反馈，避免来年的网报工作中出现同样的错误，从而极大地提高网报质量。

第三节　传染病的预防与控制

一、预防措施

（一）传染病疫情报告管理

疫情报告关键是及时和准确，直接影响到专业机构和政府决策，以及决策的科学性。

1.责任报告单位及报告人

疫情报告责任人主要是首诊医疗机构和首诊医师。

2.法定报告传染病的病种

目前我国法定报告传染病分为3类，共38种。

传染病报告病例分为疑似病例、临床诊断病例、实验室确诊病例、病原携带者和阳性检测结果5类。

3.报告程序与方式

传染病报告实行属地化管理。传染病报告卡由首诊医师或其他执行职务的人员负责填写。现场调查时发现的传染病病例，由属地疾病预防控制机构的现场调查人员填写报告卡；传染病疫情信息实行网络直报，没有条件实行网络直报的医疗机构，在规定的时限内将传染病报告卡报告属地县级疾病预防控制机构。

4.报告时限

责任报告单位和责任疫情报告人发现传染病时需按法律、法规规定时限报告疫情。

（二）预防接种

预防接种又叫人工免疫，是预防传染性疾病的主要手段之一。方法是将某疾病的生物制接种到人体内，使机体产生对该疾病特异性的免疫力，以提高整体的免疫水平，如乙型肝炎（简称乙肝）疫苗、天花疫苗等。预防接种从婴幼儿做起，可有效预防流行性传染病的发生。

（三）消毒、杀虫、灭鼠

通过预防性消毒措施，切断传染病传播途径，是预防传染病发生的重要手段，也是预防医院感染及医源性感染的重要措施。而通过适宜的杀虫、灭鼠措施，将病媒生物数量控制在不引起危害的程度上，则是预防病媒传染病的重要措施。

（四）建立健全传染病监测体系和早期预警体系

1.常规传染病监测体系

传染病监测是指长期、连续、系统地收集、整理监测区内传染病的动态分布及其影响因素的资料，通过分析研究，对重点防治的病种进行定期、定点的监测研究，掌握该病发生、发展的规律，以及与其相关的社会、自然因素，为制定防治对策、开展防治工作、评价效果提供依据。传染病监测的内容涉及面很广，基本内容包括基本资料的收集、疫情监测、病原学监测、人群免疫水平监测、动物宿主和病媒昆虫的监测、相关的危险因子监测、防治措施及其效果监测、流行病学调查等。

2.建立以突发急性传染病为重点的综合性监测系统

在现有传染病监测系统的基础上，为有利于传染病疫情的早期发现和早期处置，应逐步完善对重要临床综合征、不明原因死亡、药品及卫生用品销售、学生缺课、实验室病原学等综合监测，提高对突发急性传染病早期发现和预警能力；与农业、林业等部门配合，开展媒介生物和宿主监测，建立生物样品资源库；开展动物疾病监测，关注动物的异常发病和死亡，做到突发急性传染病监测哨点前移。

3.开展早期预警

综合利用各种监测资料,组织专家进行风险评估,分析疾病发生的规律和特点,及时对突发急性传染病进行预警。研究突发急性传染病的早期预警指标体系,制定早期预警方案。建立国家、省、市三级突发急性传染病预警平台,提高突发急性传染病早期预警能力(图 3-1)。

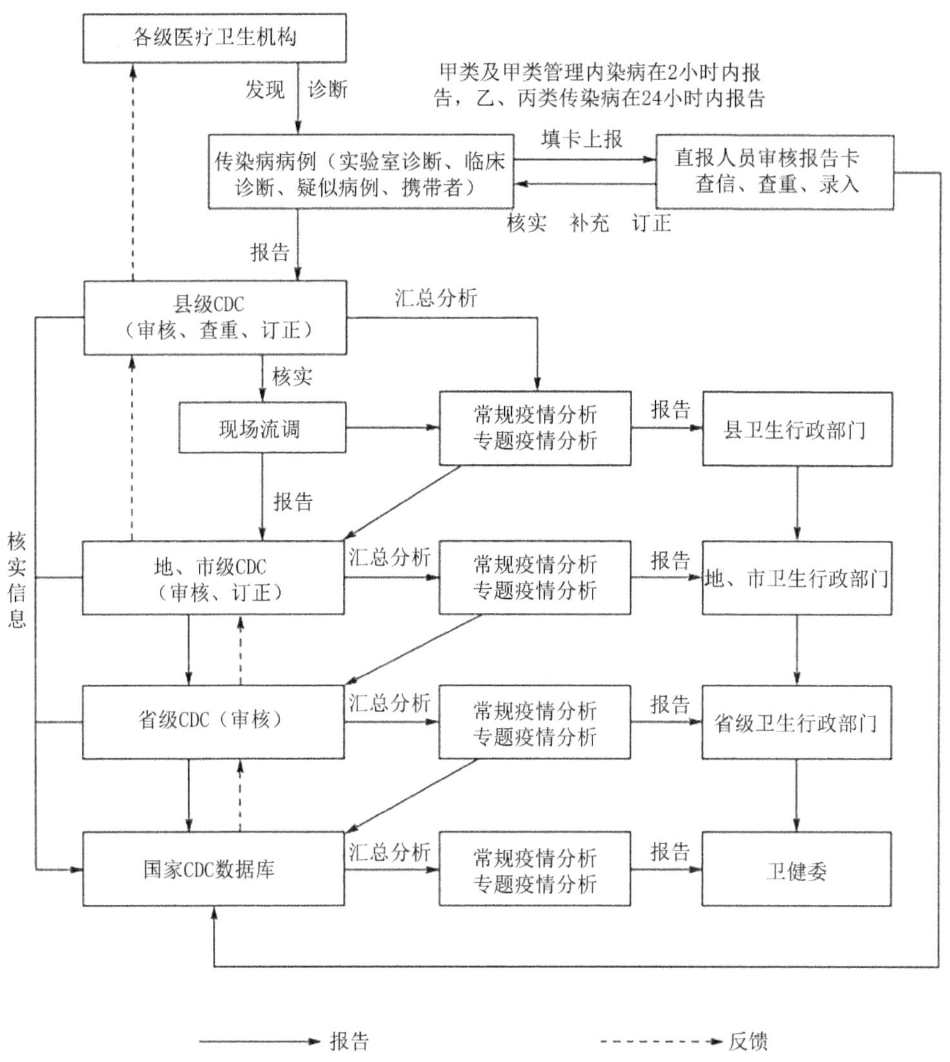

图 3-1　传染病监测报告工作流程及信息流程

4.流动人口的管理

人口大流动是我国工业化过程的必然趋势。流动人口本身易受传染病的侵袭,也容易带来传染源或受到目的地流行疾病的影响,引起传染病发生甚至暴发流行。流动人口传染病管理是目前传染病管理的重点和难点之一。因此,要根据当地流动人群的特点,开展传染病监测,采取针对性的预防措施,确保传染病控制目标的实现。

5.国境卫生检疫

为了防止传染病在国际之间传播,应重点对来自疫区的交通工具、集装箱、货物、人员等实施检查、检验,以避免感染或污染的物品进入我国;国际口岸环境设施的感染和污染状况,对出入境交通工具、集装箱、货物或人员的卫生除害、除污等实施监督,对发现的异常情况应及时核实,采取初步控制措施,并立即对报告的事件评估,向相关部门通报。被监测的传染病不仅包括霍乱、鼠疫、黄热病,当世界卫生组织发出相应疾病如传染性非典型性肺炎、新亚型流感病毒引起的人类流感、病毒性出血热(如埃博拉病毒感染、拉萨热、天花、马尔堡热)、西尼罗热等的警报时,均应及时开展卫生检疫。

6.健康教育

健康教育是指以传播卫生保健知识和技术,预防传染病,增进健康为内容的宣传教育。健康教育主要利用广播、电视、报纸、杂志等新闻媒体、传播工具传播知识和进行公众教育,在传播知识的主要场所如学校和幼儿园普及健康知识,在医院、社区等场所办宣传栏、专题讲座、宣传册、卫生标语并开展形式多样的健康教育活动。

7.重大传染病疫情应急处置准备

(1)完善各项应急预案主要内容:①传染病预防控制指挥部的组成和相关部门的职责。②传染病的监测、信息收集、分析、报告、通报制度。③疾病预防控制机构、医疗机构在发现传染病疫情时的任务与职责。④传染病暴发、流行情况的分级及相应的应急工作方案。⑤传染病预防,疫点、疫区现场控制,应急设备、救治药品和医疗器械,以及其他物资和技术的储备与调用。

(2)组建应急队伍:组建突发急性传染病应急专家小组和处置小组。

(3)积极开展培训:对医疗机构的医务人员开展有关突发急性传染病的发现、报告、防护、密切接触者管理的全员培训,提高其发现、报告和处置突发急性传染病的意识和应急处置能力。

(4)适时组织演练:适时组织应对突发急性传染病的应急处置模拟演练,检验应急预案和应急反应队伍的实战能力，对预案进行修订完善。

(5)做好应对突发急性传染病的物资和技术储备：建立健全应急物资、生产能力及技术储备机制，完善疫苗和药物、试剂等应急物资的调运机制，明确财政经费保障政策。

(6)提高实验室的检测能力，为突发急性传染病诊断提供技术支持：设立国家突发急性传染病参比实验室和省级突发急性传染病中心实验室。制定实验室标本采集、运输和实验室生物安全规范，建立统一的实验室检测方法，为突发急性传染病的甄别与比对提供资源。

二、控制措施

传染病疫情控制措施应从传染病流行过程中的传染源、传播途径和易感人群3个环节入手，即控制传染源、切断传播途径、保护易感人群。疾病预防控制机构在发现传染病疫情或者接到传染病疫情报告时，应当及时采取下列措施：进行流行病学调查，根据调查情况提出划定疫点、疫区的建议，对被污染的场所进行卫生处理，传染源密切接触者在指定场所进行治疗、医学观察和采取其他必要的预防措施。

(一)针对传染源的控制措施

1.甲类传染病及纳入甲类管理的传染病

甲类传染病(鼠疫、霍乱)及纳入甲类管理的传染病(传染性非典型性肺炎、人感染高致病性禽流感、肺炭疽)具有传染性强、传播途径容易实现、传播速度快，人群普遍容易感染等特点，一旦暴发、流行，后果非常严重，必须及时采取有效控制措施，防止其播散。

(1)对患者、病原携带者予以隔离治疗。患者、病原携带者隔离治疗有利于阻断传播途径，以防止病原体播散；有利于对被传染病病原体污染的场所、物品及医疗废物实施消毒和无害化处置。不同的传染病的治疗期不同，隔离期也随之不同。何时结束隔离治疗，以医学检查结果确定。

(2)对疑似患者，确诊前在指定场所单独隔离治疗。疑似传染病患者是指临床表现符合相应传染病诊断标准中“疑似病例”，在确诊前必须对其实行单独隔离治疗，既不能同传染病患者一起接受治疗，也不能同非传染病患者一起接受治疗。

(3)对密切接触者，在指定场所进行医学观察和采取其他必要的预防措施。“密切接触者”是指与传染病患者、病原携带者、疑似传染病患者曾一起工作过，共同生活过或者以其他方式在较长时间里近距离接触的人。为了控制疫情，密切接触者必须在指定场所进行医学观察和采取其他必要的预防措施。“指定场所”可以在医疗机构内，也可以在医疗机构外的相对隔离区域；医学观察期应当超过传染病的最长潜伏期；“采取其他必要的预防措施”包括适当的医学干预，如接种疫苗、口服药物等。

(4)对拒绝隔离治疗的传染病患者应采取强制隔离治疗措施。由于甲类传染病和纳入甲类传染病管理的其他传染病对公众健康具有极大的危害性，因此必须进行隔离治疗。当此类患者拒绝隔离治疗或者隔离期未满擅自脱离隔离治疗的时候，应由医疗机构向所在地的县级人民政府卫生行政部门报告，卫生行政部门通知同级人民政府公安机关予以协助，从而保证控制措施的落实。

2.对乙类或者丙类传染病

乙类或者丙类传染病患者需要采取必要的治疗和控制传播措施。修订后的《中华人民共和国传染病防治法》规定了25种乙类传染病和11种丙类传染病。这两类传染病在传染性、传播途径、传播速度方面不及或者远不及甲类传染病，但是同样危及人类健康，同样可以暴发、流行。因此，对乙类或者丙类传染病患者，同样应当根据病情采取必要的治疗和控制传播措施，不得从事法律、行政法规和国务院卫生行政部门规定禁止从事的、易使该传染病扩散的工作。

3.动物传染源

对危害大且经济价值不大的动物传染源应予彻底消灭。对危害大的病畜或野生动物应予捕杀、焚烧或深埋。对危害不大且有经济价值的病畜可予以隔离治疗。此外还要做好家畜和宠物的预防接种和检疫。

(二)针对传播途径的控制措施

疫情发生后，应该尽快明确疫源地的范围及其传播途径。不同的传染病传播途径不同，所采取的控制措施也不尽相同。主要措施应包括采取空气消毒、通风；对污染物品和环境、患者排泄物、污水等进行消毒处理；防止医院内交叉感染；严格遵守饮食卫生，注重饮水消毒；开展灭蚊、灭蝇、灭鼠，整治环境卫生等爱国卫生运动；注意个人防护(如戴口罩)、勤洗手等措施。

(三)针对易感者的控制措施

1.应急预防接种

当发生传染病流行时，在一定范围人群中进行应急免疫预防接种是提高机体特异性免疫水平、预防相应传染病、保护易感人群的重要手段。

2.药物预防

在某些传染病如流脑、霍乱、感染性腹泻等流行时，为防止易感人群发病，可以进行相应药物预防，如使用磺胺类药物预防流脑、诺氟沙星预防感染性腹泻。药物预防在紧急条件下可作为应急措施，但一定要使用有针对性的药物，同时防止耐药菌株的产生。

3.个人防护

戴手套、口罩、鞋套避免与病原微生物的接触，使用蚊帐预防蚊虫叮咬；使用安全套预防经性传播的疾病等，都能起到个人防护作用。

(四)暴发流行时的应急措施

(1)接到传染病暴发疫情报告后，应立即赶赴现场，按以下原则开展调查工作。①依据诊断标准核实诊断，对病例开展流行病学调查。②对病例进行隔离治疗，对密切接触者进行医学观察。③根据病例流行病学调查，分析“三间分布”特征，提出疾病暴发因素的假设。④采取控制措施，评价控制效果。暴发疫情的控制应遵循边调查、边采取控制措施的原则，以疫情的控制为首要任务。

(2)传染病暴发流行时，《中华人民共和国传染病防治法》规定县级以上地方人民政府应当立即组织力量，按照预防、控制预案进行防治，切断传染病传播途径。必要时，可报经上一级人民政府决定，可以采取下列紧急措施并予以公告：①限制或者停止集市、影院、剧院演出或者其他人群聚集的活动。②停工、停业、停课。③封闭或者封存被传染病病原体污染的公共饮用水源、食品及相关物品。④控制或者扑杀染疫的野生动物、家畜、家禽。⑤本着“早小严实”的原则，封闭可能造成传染病扩散的场所。甲类、乙类传染病暴发流行时，疫区需要实行隔离封锁的，封锁范围需由相应级别的人民政府决定。

(3)疫区封锁的解除，由原决定机关决定并宣布。当满足如下条件时，经专家评议，可报请政府解除紧急措施。①甲类及纳入甲类管理的传染病患者、病原携带者治愈；乙类传染病患者、病原携带者得到有效隔离治疗；患者尸体得到严格消毒处理。②污染的物品及环境已经进行消毒等卫生处理，有关病媒生物、感染动物基本被消除。③暴发流行的传染病，患者经最长潜伏期后，再未发现新的传染病患者，疫情得到有效控制。

第四节　传染病的消毒与隔离

一、消毒管理

加强传染病消毒工作及消毒药剂和消毒器械的管理，是防止疾病传播，保障人民的健康需要。实行统一监督管理，定期组织医务人员进行消毒技术培训以掌握有关知识，建立并严格执行消毒制度。

用于传染病消毒的药剂、器械和一次性使用的医疗卫生用品，必须是获得省级以上卫生行政部门卫生许可的产品，并定期监测消毒效果。用于传染病患者的各种注射、穿刺、采血器具，导管，内镜等应严格按先消毒、后清洗、再消毒的程序处理。凡接触传染患者皮肤、黏膜的器械和用品必须消毒。一次性使用物品在用后及时毁形处理，并记录备案。患者的分泌物、排泄物、引流液污染的物品、区域，运送传染患者的车辆、担架等都必须随时进行消毒处理。体格检查用的器具(听诊器、血压计、叩诊锤、手电筒、检验镜等)用后应放入甲醛溶液消毒箱内消毒。

传染病诊室、病房每天消毒一次(1∶500 的 84 消毒液喷洒)，开窗通风；物体表面用消毒液擦拭。用后的床垫用紫外线照射。

鼠疫、霍乱、肺炭疽污染的物品、区域应及时严格消毒或邀请卫生防疫机构进行终末消毒。

发生医源性感染导致医院内传染病暴发或流行时，医院应当及时报告当地卫生防疫机构，并及时采取有效消毒措施。

(一)常用的消毒种类

1.疫源地消毒

疫源地消毒主要是在疫源地区杀灭由传染源扩散到外界环境中的病原体，也可采用终末消毒，即当患者痊愈或死亡后，对其原居住地进行最后的、一次性的彻底消毒。

2.随时消毒

随时消毒即对传染源的排泄物、分泌物及其污染物品及时进行消毒。如对乙类传染病中病毒性肝炎患者的粪便及尿液等排泄物的处理：成形便用 10%～20%含氯石灰乳液，2～6 小时后可倾倒，对其稀便可直接加 1/5 量的含氯石灰，

2～6 小时后倾倒；在 100 mL 尿液中加含氯石灰 38 mL，2 小时后可倾倒。

3.预防性消毒

预防性消毒是指未发现传染源，但对病原体可能污染的场所、物品和人体采取的消毒措施，如对饮水、餐具、手术室消毒及医护人员手的消毒等。

(二)常用的消毒方法

消毒就是去除或消灭附着在各种物体上的传染病病原体，用化学、物理、生物等方法杀灭或消除环境中的致病微生物，使其达到无害化。

常用消毒方法有物理消毒法（热力灭菌法、高压蒸气灭菌法、预真空型压力蒸气灭菌法、巴氏消毒法、焚烧法、日光暴晒法、紫外线消毒法）和化学消毒法（高、中、低效消毒剂）。

二、隔离管理

隔离是防止病原体从患者或病原携带者传播给他人的一种措施。

(一)常用的隔离种类

隔离种类按传播途径不同分以下几种，并按要求实行相应的隔离措施。

1.严密隔离（黄色标志）

凡传染性强、死亡率高的传染病均需严密隔离，切断其传播途径。适用于经飞沫、分泌物、排泄物直接或间接传播的烈性传染病，如霍乱、鼠疫、传染性非典型性肺炎等。其隔离措施为以下几点。

(1)患者应住单间病室，通向走廊的门窗须关闭。室内物品力求简单并耐消毒，室外挂有醒目标志。禁止患者出病室，禁止探视患者。

(2)接触患者时，必须穿隔离衣、鞋，戴口罩、帽子，必要时戴手套。消毒措施务必严格。

(3)室内空气及地面用消毒液喷洒或紫外线照射消毒，1 天/次。

(4)患者的排泄物、分泌物须经严格消毒处理后方可排放。

2.呼吸道隔离（蓝色标志）

呼吸道隔离主要用于防止通过空气中的气溶胶（飞沫）短距离传播的传染性疾病，如流感、流脑、麻疹等。其隔离措施有以下几点。

(1)同种患者可住在一个病室。通向走廊的门窗关闭，防止病原体随空气向外传播。

(2)接触患者时戴口罩，并保持口罩干燥，必要时穿隔离衣。

(3)保持室内空气流通。用紫外线照射或过氧乙酸喷雾消毒，1 天/次。

(4)为患者准备痰杯,口鼻分泌物须经严格消毒处理后方可排放。

3.肠道隔离(棕色标志)

肠道隔离适用于由患者的粪便直接或间接污染了食物或水源而传播的疾病,如伤寒、细菌性痢疾、甲肝等。其隔离措施有以下几点。

(1)不同病种患者最好分室居住,若条件不允许,也可同住一室,但必须做好床边隔离,每一个病床都应加隔离标志。患者之间禁止交换书报及用物,禁止互赠食品。

(2)接触不同病种的患者时,应更换隔离衣,双手消毒。

(3)病室应有防蝇设备,保持无蝇、无蟑螂。

(4)患者的食具、便器各自专用,严格消毒。剩下的食物或排泄物均应消毒处理后再排放。

4.接触隔离(橙色标志)

接触隔离适用于经体表或伤口直接或间接接触而传染的疾病,如破伤风、气性坏疽等。其隔离措施有以下几点。

(1)患者应住单间病室,不接触他人。

(2)接触患者时,须穿隔离衣,必要时戴手套。如手有破损,不宜护理此种患者。

(3)凡患者接触过的一切物品,如被单、衣物、换药器械等均应先行灭菌处理,然后再行清洁、消毒、灭菌。

(4)被患者伤口分泌物污染的敷料应焚烧。

5.血液、体液隔离(红色标志)

血液、体液隔离主要用于预防直接或间接接触传染性血液或体液的传染性疾病,如乙肝、艾滋病、梅毒等。其隔离措施有以下几点。

(1)同种病原体感染者可同室隔离。

(2)为防止血溅,应戴口罩及护目镜。

(3)若血液或体液可能污染衣服时,需要穿隔离衣。

(4)接触血液或体液时应戴手套。

(5)注意洗手,若手被血液、体液污染或可能被污染,应立即用消毒液洗手,接触另一个患者前也应洗手。

(6)被血液或体液污染的物品,应装入标记污染袋,进行销毁或消毒处理。

(7)被血液污染的室内表面物品立即用5.25%氯酸钠溶液(含有效氯5 000～10 000 mg/L)消毒。

6.昆虫隔离

昆虫隔离适用于由昆虫传播的疾病如乙型脑炎、疟疾等。病室应有蚊帐及其他防蚊设施。斑疹伤寒患者入院时，应经灭虱处理后，才能住进同病种病室。

7.保护性隔离

保护性隔离亦称反向隔离适用于抵抗力低或极易感染的患者，如严重烧伤患者、早产婴儿、白血病及脏器移植患者等，其隔离措施有以下几点。

(1)患者住单间病室或隔离单元内。

(2)接触患者前，戴口罩、帽子，穿隔离衣(外面为清洁面，内面为污染面)。

(3)病室内空气、地面、家具等均应严格消毒。

(4)患呼吸道疾病或咽部带病原菌者，避免接触患者。

(二)隔离原则

一般传染病的隔离原则：①接触患者时戴口罩、穿隔离衣、戴手套。接触甲类或按甲类传染病管理的患者时应戴护目镜或防护面罩和穿一次性防护服。②接触患者污染物后及护理下一位患者前等均要洗手。③污染物品应彻底消毒后弃去，实施无害化处理。具体的隔离方法包括以下几点。

(1)单独隔离传染源，避免与周围人群尤其是易感者有不必要的接触，与传染源接触时必须采取防护措施，如戴口罩、帽子，穿隔离衣、靴子，手清洁与消毒等，还要严格执行陪护和探视制度。

(2)根据传染病传播途径的不同，采取相应的隔离与消毒措施。例如，呼吸道传染病患者的隔离应注意室内空气及痰液等呼吸道分泌物的消毒；消化道传染病应注意水源、食物等的消毒。

(3)根据隔离期或连续多次病原检测结果，确定隔离者不再排出病原体时才能解除隔离。

(三)隔离技术

1.穿脱工作服方法

(1)注意穿脱顺序：穿工作服时，先脱鞋，穿工作裤，后穿工作衣。脱工作服时，先脱工作衣，脱鞋，后脱工作裤。

(2)避免接触污染：穿脱工作服时，避免任何部位接触地面或墙面；避免衣裤的下半部分接触到身体的任何部位。

(3)防止内衣外露：穿好工作服后应扣紧纽扣、扎紧袖口，防止内衣外露接触污染。穿工作鞋时，避免脚跟踩在鞋面。

(4)保持内面清洁:穿过的工作服如需再次使用,应保持内面相对清洁。挂工作衣时,应扣好纽扣,背面靠墙,正面朝前。

2.戴帽子口罩方法

(1)先洗手:无论是戴帽子或口罩,还是使用完毕要脱下,都必须先洗净双手,然后分别操作,以避免污染。

(2)勤更换:帽子口罩使用过程中一旦被污染,应立即更换。口罩一般不应连续使用 4 小时以上,口罩潮湿时也应立即更换。

(3)遮蔽全:戴工作帽时应完全遮住头发,以防止被接触污染。戴口罩时,应同时遮盖口鼻,不应露出鼻孔或只遮盖下巴。

3.穿脱隔离衣方法

(1)穿隔离衣:先戴帽子口罩,穿好工作裤和工作衣,再穿隔离衣。穿隔离衣时,右手持衣领取下隔离衣,左手伸入左袖;再左手持衣领,右手伸入右袖内。反手从背后扣好领扣,系好袖带(袖扣),最后系好腰带,并在背后打结。

(2)脱隔离衣:先解开腰带,后解开袖带(袖扣),将衣袖从外边拉到腕部以上。按程序洗手后,解开领扣,右手从左袖内面将左袖拉下;左手在袖内将右袖拉下;右手持领,左手脱出衣袖。若隔离衣不再次使用且需立即送洗可先脱衣,后洗手。

(3)要点:①隔离衣里面及领部视为相对清洁部位,应防止污染。②隔离衣应每天消毒清洗一次;如已潮湿或被污染应立即更换。③挂隔离衣时避免衣袖外露或污染面盖过清洁面。④避免穿着隔离衣接触清洁物品,并禁止进入清洁区域。⑤系领扣时避免衣袖及袖带触及头面部或工作帽。⑥诊察不同病种患者时应穿着不同的隔离衣。

(四)洗手方法

大量的研究和实践证实手卫生是预防和控制传染病流行、防止交叉感染的最重要、最简单、最有效和最经济的方法。洗手应当严格按规范进行。

(1)在流动水下,双手充分淋湿。

(2)取适量肥皂(皂液),均匀涂抹至整个手掌、手背、手指和指缝。

(3)认真揉搓双手至少 15 秒,应注意清洗双手的所有皮肤,包括指背、指尖和指缝,即六步洗手法,其具体步骤:①掌心相对,手指并拢,相互揉搓。②手心对手背沿指缝相互揉搓,交换进行。③掌心相对,双手交叉指缝相互揉搓。④弯曲手指使关节在另一手掌心旋转揉搓,交换进行。⑤右手握住左手大拇指旋转揉搓,交换进行。⑥将 5 个手指尖并拢放在另一手掌心旋转揉搓,交换进行。

(4)在流动水下彻底冲净双手,擦干,取适量护手液护肤。

医院管理

第一节 基本职能

医院管理的基本职能主要包括计划、组织、控制与协调、指导与教育、激励、领导等。

一、计划

计划是管理的首要职能，指确定目标和确定实现目标的手段的过程。

（一）计划工作的含义

广义的计划工作包括制订计划、执行计划和检查计划执行情况3个阶段。一切管理活动都离不开计划工作。

（二）计划工作的“5W”

“5W”是指做什么（what）、为什么要做（why）、何时做（when）、何地做（where）、何人做（who）和如何做（how）。

（三）计划工作的职能

（1）计划工作是根据客观事物发展变化的趋势，对将来的事情，通过科学的预测进行决策和制订合理的行动方案。

（2）计划工作是管理过程的首项工作，它是一切管理活动的基础和出发点。

（3）确定目标和控制的标准，然后制定出实现目标的政策和策略。

（4）计划工作的普遍性指各级管理人员都有制订和执行计划的职能。

（四）计划工作的作用

（1）弥补不确定因素和经常变化因素所带来的问题。

(2)有利于把注意力集中于目标。

(3)有利于更经济地进行管理。

(4)有利于控制。

(五)计划工作的分类

1.按作用时间划分

(1)长期计划指 10 年以上的远景规划。

(2)中期计划指为期 5 年的计划。

(3)短期计划指年度计划,是行动计划。

2.按作用范围划分

全面计划;专项计划。

3.按执行情况划分

指令性计划;指导性计划。

(六)计划工作的步骤

(1)估量机会,即分析形势与确定任务。

(2)确定目标。

(3)确定前提。

(4)确定选择方案。

(5)评价选择方案的过程。

(6)确立计划方案。

(7)制订配套计划。

(8)用预算使计划数字化。

二、组织

组织即由若干个人或群体所组成的,有共同目标和一定边界的社会实体。

(一)组织包含的内容

(1)确定组织目标。

(2)对目标进行分解。

(3)确认为实现目标所需的各项业务工作并进行分类。

(4)根据可利用的人力、物力,以及利用这些人力的最佳方法来划分各种业务工作。

(5)有关各项业务工作的各类执行人员的职责和权限。

(6)通过职权关系和信息系统,把各单位、各部门上下左右联成一体。

(二)组织的具体作用

合理而有效的组织对于搞好医院管理、实现医院的组织目标,具有十分重要的意义。其具体作用包括以下几点。

(1)使组织中的每个成员都充分认识到自己所进行的工作对医院的作用。

(2)使每个成员都能了解自己在组织中的工作关系和隶属关系,并能正确处理各种关系。

(3)使每个成员不仅了解自己的职责和义务,而且了解自己应有的权力,并能正确的运用。

(4)及时调整和改善组织结构,使工作人员的职责更明确、合理,从而增加医院的生机和活力,提高职工的竞争能力。

(三)建立组织应遵循的原则

(1)专业化原则即按专业建立组织。

(2)跨度适度原则即组织结构层次越多其跨度则越小,就每一层次来讲,跨度小,管理成效高,但就其结构整体而言,层次越多,政令往往难以畅通;反之层次越少,跨度越大,超过一定跨度,则必然影响管理效果。

(3)统一指挥原则:每个成员能接受一个上级的领导和指令,称为统一指挥原则。

(4)职权与职责对等原则:应根据其职责,授予相对应的权力。

(四)组织授权原则

(1)根本的原则应是“因事设人,视能授权”,不能“因人设事,以功授权”。

(2)授权明确、具体。

(3)不可越级授权。

(4)授权适度。

(5)适当控制。

(6)相互信赖。

三、控制与协调

控制是指组织在动态变化过程中,为确保实现既定的目标,而进行的检查、监督、纠偏等管理活动。控制就是检查工作是否按既定的计划、标准和方法进行。若有偏差,则要分析原因、发出指示,并做出改进,以确保组织目标的实现。

它既是一次管理循环过程的重点，又是新一轮管理循环活动的起点。按照控制活动的性质分，可分为预防性控制、更正性控制；按照控制点的位置分，可以分为预先控制、过程控制、事后控制；按照信息的性质分，可以分为反馈控制、前馈控制；按照采用的手段分，可以分为直接控制、间接控制。

不论医院是惯性运作还是各项工作计划的执行，都必须在有控制的条件下进行。医院内的控制通常可以分为3种。一是事前控制，又称前馈控制，是指通过观察情况、掌握规律、收集整理信息、预测趋势等活动，正确预计未来可能出现的问题，在其发生之前采取措施进行防范，将可能发生的偏差消除在萌芽状态，如制定实施各种规章制度，开展医疗安全、药品安全、预防医院感染等活动。二是过程控制，又称事中控制，是指在某项经济活动或者工作过程中，管理者在现场对正在进行的活动或者行为给予指导、监督，以保证活动和行为按照规定的程序和要求进行，如诊疗过程、护理过程等。三是事后控制，又称后馈控制，是指将实行计划的结果与预定计划目标相比较，找出偏差，并分析产生偏差的原因，采取纠正措施，以保证下一周期管理活动的良性循环，如医疗事故处理等。

医院进行控制的方式主要有利用医院信息系统进行各类绩效考核等。控制是一种有目的的主动行为。医院的各级管理人员都有控制的职责，不仅对自己的工作负责，而且必须对医院整体计划和目标的实现负责。控制工作离不了信息的反馈，在现代化医院中建立医院信息系统将会成为管理者进行控制工作，保证管理工作沿着医院的目标前进的一种重要手段。

协调就是使组织的一切工作都能和谐地配合，并有利于组织取得成功。协调就是正确处理组织内外各种关系，为组织正常运转创造良好的条件和环境，促进组织目标的实现。协调包括组织内部的协调、组织与外部环境的协调、冲突的协调等。协调也可以说是实现控制的一种重要手段，与控制相比有更好的管理弹性。

四、指导与教育

指导与教育指管理者应使下属明确干什么和怎么干，并充分发挥人的作用，激励职工的积极性、创造性，注意培训和提高员工的业务水平。

(1)教育下属：①专业技术才能；②领会上级精神的能力；③获取知识信息的能力；④文字表达能力；⑤口头演讲能力；⑥自我控制能力；⑦科学思维能力。

(2)指导的方式多样，可以随时随地多层次指导，包括利用会议做出决定；检查工作、提出问题；掌握和了解组织与职工之间的关系；树立典型，以点带面；现场办公;放手让下属设计某方案;提供某些辅导材料等。通过指导和教育,使下属尽快成才,早日到位,使管理工作处于低耗、高效、质优状态。

五、激励职能

激励是指人类活动的一种内心状态,它是具有加强和激发作用,具有推动并引导行为使之朝向预定目标的作用。激励有助于激发和调动职工的积极性,这种状态可以促使职工的智力和体力充分地释放出来,产生一系列积极的行为;有助于将职工的个人目标与组织目标统一起来,使职工把个人目标统一于组织的整体目标,激励职工为完成工作任务作出贡献,从而促使个人目标与组织目标的共同实现;有助于增强组织的凝聚力,促进内部各组成部分的协调统一。

医院管理者要对职工进行培训和教育,充分激励职工的积极性、创造性,不断提高业务水平,更好地实现目标。正确的激励应遵循以下原则:目标相结合的原则,将医院组织目标与个人目标较好的结合,使个人目标的实现离不开组织目标实现,并为此付出努力;物质激励与精神激励相结合的原则,既要做好工资、奖金等基本物质保障的外在激励,也要做好满足职工自尊心和自我实现的内在发展激励;正负激励相结合的原则,即运用好奖励和惩罚两种手段进行激励约束。

目前医院激励职工的手段与方法包括物质激励、职工参与管理、工作成就感、医院文化建设。①物质激励:在物质激励中,突出的是职工的工资和奖金,通过金钱的激励作用满足职工最基本的需要。②职工参与管理:参与管理是指在不同程度上让职工和下级参与组织决策和各级管理工作的研究和讨论,能使职工体验到自己的利益同组织利益密切相关而产生责任感。职工代表大会是目前医院职工参与管理的主要形式之一。③工作成就感:使工作具有挑战性和富有意义,满足职工对成就感的内在需求,也是激励的一种有效方法。④医院文化建设:通过建设富有特色的医院文化,增强职工的凝聚力和归属感,从精神上激励职工产生自尊和责任感。

六、领导职能

领导是在一定的社会组织或群体内,为实现组织预定目标,领导者运用法定权力和自身影响力影响被领导者的行为,并将其导向组织目标的过程。领导的基本职责,是为一定的社会组织或团体确立目标、制定战略、进行决策、编制规划和组织实施等。

领导职能是领导者依据客观需要开展一切必要的领导活动的职责和功能,医院领导的基本职能包括规划、决策、组织、协调和控制等。有效的领导工作对于确保医院高效运行并实现其目标至关重要。医院经营管理活动的各个方面都贯穿着一系列的领导和决策活动。例如,办院方针、工作规划、质量控制、人事安排、干部培训、财务预算、设备更新等都要做出合理的决定。从我国医院管理的现状来看,领导者在现代医院管理中的作用越来越大,地位也越来越重要。领导的本质是妥善处理好各种人际关系,其目的是构成一个以主要领导者为核心,团结一致、共同努力以实现医院发展目标的强大集体。

我国医院的领导体制也在不断变化之中。自1991年以来,我国公立医院的领导体制多实行院长负责制,也有少部分为党委领导下的院长负责制;而在一些股份制医院、民营医院、合资医院,则有不少实行的是董事会领导下的院长负责制。院长负责制是目前我国医院领导体制的主体形式,在该体制下医院院长对医院行政、业务工作全权负责,党委行使监督审核的职能,职工通过职工代表大会参与医院的民主管理与民主监督。公立医院院长受政府或其下属机构委托全权管理医院,对行政、业务工作全面负责,统一领导。当前,新一轮的医药卫生体制改革正在进行全面深化,我国医院的领导和管理体制也必将会随之发生相应的改变。

第二节 基本方法

一、PDCA循环管理

(一)定义

PDCA循环是美国统计学家戴明博士发明的工作方法(又称“戴明环”)。主要内容:计划(plan)、执行(do)、检查(check)、处理(action)。因分别取其英文首字母表示,所以叫PDCA循环法。

(二)步骤

PDCA循环法分为7个阶段,8个步骤。

1.计划阶段

计划阶段(分4个步骤):①分析问题,找出存在的问题。②分析产生问题的原因或影响因素。③找出原因中的主要原因。④针对主要原因,制定措施,提出行动计划。

2.执行阶段

执行阶段(1个步骤):执行计划或措施。

3.检查阶段

检查阶段(1个步骤):调查采取措施的效果。

4.处理阶段

处理阶段(2个步骤):①总结经验,把成功的经验和失败的教训都总结后放到相应的标准、制度和规定中。防止过去已经发生过的问题再次发生。②提出尚未解决的问题。在这个基础上,再进行PDCA循环。

(三)功能

PDCA循环法是实施全面质量管理中的一套科学的管理方法。这种周而复始的循环法,可以及时发现质量问题,找出解决问题的办法,不断分析、改进、提高各方面的质量,从而在医院全面质量管理中发挥重要的作用。

二、目标管理

目标管理,又称为方针管理。这是近年来世界上公认的一门新兴的管理技术。目标管理是以美国管理学家泰勒的科学管理学说和管理心理学家梅奥的行为科学理论为基础而形成的一套管理制度。其实质是一种以"人"为中心,以"物"为辅助的管理激励技术。

(一)目标管理的基本论点

(1)管理中的"目标"贯穿于整个管理活动始末。

(2)强调管理要以"人"为中心。

(3)通过目标的展开及制定各级计划,达到人人参与,人人关心。

(4)利用建立组织的方针及目标,并使目标成为各级各类人员的责任,发挥更大效应。

(二)目标管理的特征

(1)目标管理属于系统整体的管理办法。

(2)目标管理属于宏观、动态的管理方法。

(3)目标管理属于群体、参与式管理的方法。

(4)目标管理属于自我激励式的管理方法。

(5)目标管理属于重视成果的管理方法。

(三)目标管理的一般原则

(1)总目标与分目标要保持一致性,分目标必须符合总目标的要求。

(2)分目标要直接或间接的有利于提高某项事业的利益和改善其他工作。

(3)总目标和分目标对单位和职工要有激发作用。

(4)目标的内容要以重要工作为主。

(5)目标与目标之间要注意平衡和协调,避免互相影响和牵制。

(6)目标应有挑战性,比个人能力略高,但又不宜太高,以免达不到。

(7)目标完成的期限应长短适中,制定短期目标时应有长期观点,制定长期目标时分阶段。

(8)各项目标应尽可能数量化。

(四)目标管理的基本方法

1.确立目标

(1)设立目标,制定计划草案。

(2)论证目标及草案,制定考评标准。

(3)建立组织保障体系、考评体系及信息传递体系,并开展工作。

2.展开目标

(1)目标按管理层次向下分解,形成系统的目标体系。

(2)在上下协商的基础上,层层签订目标责任书。

(3)依据责任书实行授权。

(4)制定各级目标保证计划。

3.实施目标

(1)根据信息反馈及时调整或修订目标。

(2)协调组织内部上下左右的关系。

(3)定期进行阶段检查及评定工作。

(4)实行以“自我控制”为主的多种形式的控制方法,以确保目标的实现。

4.评价目标

(1)根据目标考评标准,进行目标考核及综合评价。

(2)召开成果发布会,总结工作,表彰先进。

(3)按“达标”协议要求,实行奖惩兑现。

(4)拟订新的组织及部分目标。

(五)目标管理的特点

(1)决策者与执行者共同确定目标。

(2)自主管理,自我控制。

(3)自我评价。

(4)奖励为主。

(5)总目标与分目标的一致性。

(六)目标管理的作用

(1)目标管理使参加者明确组织总目标与个人分目标之间的关系。

(2)目标管理使参加者明确实现目标的意义、作用和与个人利益之间的关系。

(3)目标管理在制定目标过程中增进有关任务和人员之间的联系与了解。

(4)目标管理有效地调动职工的积极性、创造性和主动性。

(5)目标管理使参加者更加关心组织目标的实现,提高管理效能。

(七)目标管理的先决条件

(1)要求高层领导参与。

(2)要求下级管理人员和执行人员都参加制定目标和为实现目标承担责任。

(3)要有充分的信息资料,包括上下级的意图、成本、可利用的资源、分工与协作的意愿、市场条件、个人和集体行为对组织内部和外部的影响。

(4)对实现目标的手段有控制权,包括生产过程、人员、物资和资金。

(5)对于实现目标管理而带来的风险要予以评估。

(6)对职工要有信心。

(八)目标管理的实施步骤

(1)制定目标。

(2)制定实现目标的具体计划,此计划要在上、下级之间达成协议。

(3)授权:上级根据目标、计划和达成的协议,授予下级相应的人、财、物的支配权和使用权。

(4)检查:要确定检查计划进度的时间。

(5)考核:在达预定期限后,上、下级一起进行考核,以决定奖惩和对职工的升降。

(6)制定新的目标。

三、标准化管理

标准化管理就是在管理工作中,以标准的制定和标准的实施这一形式来进行计划、组织、协调、监督和控制的管理过程。标准化管理是组织医疗活动和进行科学管理的重要技术手段,是医院现代化管理的重要标志。

(一)标准化管理的功能

1.规范化功能

医院实行标准化管理,可以帮助医院正确实施国家颁发的规范性文件和各项标准规定,避免推诿现象,使医院工作进一步规范化、正规化。

2.统一性功能

实施标准化管理,可以实现外在和内在的一致性,使医院的各项工作在目标和形式上趋向一致。

3.量优化功能

标准化管理代表着高水平与新水平,标准化过程就是推广新思想、新技术、新经验的过程,保证工作质量的最优化。

4.约束功能

标准具有强制约束力,而标准化的约束功能,可以促进各项标准的贯彻实施,使工作保持惯性运行,达到最佳的运作和操作程序。

5.简化功能

实行标准化管理的最基本要求是标准的简化,就是把日常繁琐的工作和程序,经过集中、升华变为符合普遍要求、便于掌握执行的标准。

6.协调功能

医院各项标准之间存在着紧密的联系,是统一的整体,因此实行标准化管理具有协调各部门工作的功能。

(二)标准化管理的作用

标准化管理的作用如下。

(1)标准化管理是合理利用资源的有效措施。

(2)标准化管理有利于减少劳动消耗,提高劳动生产效率。

(3)标准化管理是提高工作和产品质量的先决条件。

(4)标准化管理有利于使各项管理工作合理化、规范化、高效化。

(5)标准化管理有利于建立正常的管理秩序。

(6)标准化管理有利于确定岗位人员的培训目标。

(7)标准化管理有利于定员工作。

(8)标准化管理有利于领导干部集中精力处理大事。

(9)标准化管理有利于为管理科学化、现代化创造条件。

(三)标准化管理的方法

标准化管理的方法:①质量控制方法;②目标管理方法;③数理统计方法;④综合评价方法;⑤思想政治工作方法。

(四)医院医疗技术标准化

医院医疗技术标准化是医院标准化管理的核心,也是医院现代化管理的基础。其内容多、范围大,大致分为医疗技术原则标准、医疗技术操作标准、医疗技术效率评价标准。

四、全面质量管理

(一)定义

全面质量管理(total quality control,TQC),就是根据提高产品质量的要求,充分发动全体员工综合运用现代化科学和管理技术的成果,把积极改善组织管理、研究革新专业技术和应用数理统计等科学方法相结合,实现对生产全过程各因素的控制,研制和生产出令用户满意的优质产品的一套科学管理方法。

(二)实施 TQC 的科学管理办法

1.PDCA 循环法

PDCA 循环法(4 个阶段):计划(P);执行(D);检查(C);处理(A)。

2.8 个步骤

(1)找出存在的质量问题。

(2)分析产生质量问题的原因或影响因素。

(3)找出影响质量问题的主要因素。

(4)研究对策,制定计划措施。

(5)按计划、对策扎扎实实地去实践。

(6)检查、分析采取措施的效果。

(7)把成功的经验或失败的教训规定到标准或有关的规定中去,防止再次发生过去的问题。

(8)提出尚未解决的问题,并转入下一个“计划—执行—检查—处理”的循环中去。

3.7 种统计方法

质量管理上经常使用的统计方法:①主次因素排列图法;②因果分析图法;

③直方图法；④分层法；⑤控制图(管理图)法；⑥相关图法；⑦统计分析表法。

(三)实施 TQC 的必备条件

(1)首先要对全体人员进行质量管理教育，从教育入手，增加质量意识，真正认识到"质量就是生命"。

(2)对全院各科室实行定性、定量指标管理，要强调数据化，要用数据说话，并订出相应的各种标准。

(3)建立健全以医疗质量为中心的质量管理体系。对医院各方面都要进行质量管理，对医疗质量的管理必须是对诊断、推理、检查等有关过程的管理。

(4)要把管理的重点从事后把关转移到事先控制上来。

(5)要克服凭经验管理的做法，逐步应用运筹学、统计学等科学管理的原理和方法，并运用到 TQC 的全过程中。

(四)TQC 的要求

(1)要用数据与事实判断事物。

(2)要求标准化。

(3)要求设计出数学模型，会应用计算机。

(4)要掌握有关统计原理和方法，会制作图表。

(5)要会运用系统工程、运筹学知识与方法等。

(五)常用的 TQC 技术

TQC 技术就是实施 TQC 所采用的科学方法和手段。常用的 TQC 技术包括以下几个。

(1)戴明环(即 PDCA 法)。

(2)分层法(又称分类法)是质量管理中运用统计资料进行分层以研究影响质量因素的一种方法。

(3)巴列特图法(又称为排列图法)是从影响质量的各种因素中找出主要因素的一种有效方法。

(4)特性要因图法(又称因果分析图法)是一种寻找质量问题原因的有效工具，然后根据影响质量的主要原因，采取相应的对策，以解决问题。

(5)直方图法(又称质量分布图法)就是将数据个数以直方图表示的图表法。

(6)控制图法(又称管理图法)就是根据数理统计学原理，通过画控制图，利用控制界限来对生产或实验或工作过程的质量状态进行控制的图表方法。

(7)相关图法(又称散布图法)是研究两个质量特性之间的相关关系的一种

方法,是一种质量统计方法,是一种简易的相关分析。

(8)系统图法是利用系统图以达到目标而采用最佳措施和手段的方法。

(9)关系图法(又称关联图法)是将复杂因素的因果关系有逻辑地连接起来,作成关系图,作为解决问题的手段而实际应用的图形表示法。

(10)亲和图法就是对未知或未经历过(包括未来)的各种混乱的问题,根据其内在的相互关系(亲和性)进行归纳整理,作成归类合并图(A 型图解),并提出新见解和新认识的一种方法。

(11)矩阵图法就是一种运用矩阵图来解释质量管理问题的一种方法。

(12)矩阵数据分析法(又称主分量分析法)就是将矩阵图中各因素之间的关系定量化,再通过计算来分析、整理、排列在矩阵图上的数据的方法。

(13)过程决策规划图法就是用于随着事态的发展,能够事先推想出各种结果,并找到实现最佳结果的一种方法。

(14)矢线图法(又称箭条图法)是拟定最佳日程计划和给予有效进度管理的方法。

(15)工程能力指数法是用于统计工程质量的表示方法。

第三节 任务与内容

一、医院管理的任务

医院管理到底要“管”什么?这是医院管理必须回答的问题。作为一门应用学科,医院管理的任务随着医院管理理论研究的深入与实践探索的不断发展而持续演进。

(一)医院管理的任务内容

按照复杂系统理论,医院管理的任务内容可分为医院外部管理和医院内部管理。医院外部管理,也可称为医院群管理,关注的是医疗服务系统的整体性、系统性和保障性,强调的是解决公平与效率问题。医院内部管理,也可称为单医院管理,关注的是医疗服务的可及性、有效性和持续性,强调的是管理效能的提升和管理效率的释放。下面拟就医院管理的应用管理范畴介绍医院管理的任务内容。

医院管理的任务内容包括计划管理、流程管理、组织管理、战略管理和文化管理等具体内容，涉及医院的人、事（医疗、技术、质量、安全）、物（设备、物资、环境）、财（经济、绩效）和信息管理等要素。参见图 4-1。

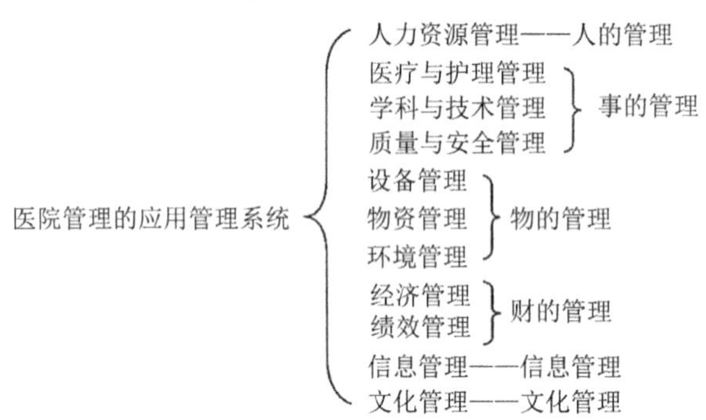

图 4-1　医院管理的应用管理系统

医院管理的应用管理系统的各个要素组成专业管理。具体如下。

1.人力资源管理

人力资源管理的主要职能是制定并推行医院的人力资源管理制度，调动与激发医务人员的积极性与潜能，以适时、适宜、适度的人力储备满足医院的持续发展需求。其具体的任务内容包括员工招聘、培训、薪资设计、绩效考核、员工勤务管理、员工辞职与辞退，以及劳动关系管理等。

2.医疗与护理管理

医疗与护理管理的任务是通过管理职能手段对医务人员、医疗全过程，以及医院内、外资源实行管理，以保障与提升医疗质量和技术。医疗与护理管理有广义和狭义之分。广义的医疗与护理管理指的是技术和质量管理；狭义的医疗与护理管理指的是医疗与护理实施过程的管理。从功能和部门划分，医疗与护理管理包括门急诊管理、住院管理、护理管理、医技部门管理和预防保健管理等。

3.学科与技术管理

学科与技术管理的任务是对医院的临床学科及其医疗过程中的技术活动要素进行计划、组织、发展与提高的管理。学科建设的具体内容涉及凝练学科方向及目标、添置基本设施、组建学科团队、引领员工成长、开发技术项目和拓展医疗市场等学科管理工作；技术管理的具体内容包括医疗技术标准化管理、预防技术管理、新技术开发与准入管理、科学研究管理、技术训练与考核管理等。

4.质量与安全管理

质量与安全管理的任务是通过获取和应用质量改进与安全知识而采取的各

种手段与方法，要创建高度可靠的医疗服务系统。

5.设备管理

设备管理的主要职能是为医疗、教学、科研工作及时提供优良的技术、物资、装备，使医院的各项运营活动建立在良好的物质基础之上。其具体任务内容：一是供应，即向医院各科室或部门提供安全、有效、适宜、质量优良、价格合理的医学装备；二是管理，强调大型设备的准入管理，以及强化技术管理、应用管理和绩效管理，以达到高效、低耗和发挥最佳效益的目标。

6.物资管理

物资管理的任务是对医院运营过程中所需要的药品、器材、耗材等物品的采购、储备、使用等进行管理。从概念的内涵来看，设备管理包括医疗设备、建筑设备、信息设备和物业后勤设备等均属于物资管理的范畴。

7.环境管理

环境管理的任务是综合运用法律、技术、经济，以及管理职能等手段，以满足医院运营的需求，为就诊者提供一个良好的医疗服务环境。医院环境有广义和狭义之分。广义的医院环境是指医院生存和发展所依赖的社会、自然和文化环境的总和，包括医院的外部环境和内部环境。狭义的医院环境强调，环境是沉默的管理者，作为医疗行业，其提供的就医场所不仅要在硬件上达到其特有的职业要求，而且还要尽可能在医院的设施建设和环境的绿化、美化和亮化上下功夫，为健康服务的接受者提供一个温馨、优美的诊疗环境。

8.经济与财务管理

经济与财务管理的主要职能是医院根据国家财经法规制度，按照财务管理的原则，正确组织医院经济与财务活动，处理财务关系的经济管理活动。具体任务内容包括以货币来实现的相关业务，如资金的筹集、运用和分配等活动，以及为提高医院运营的成本-效益所进行的经济核算、成本核算和绩效管理等。

9.信息管理

信息管理的任务是对医院管理过程的各种要素，包括信息、人员、技术等进行科学规划、组织、领导和控制，以充分开发和利用信息资源，从而最大限度地满足医院运营的需求。完整的医院信息系统对信息的处理：数据收集过程，数据的集中加工、处理与分析过程，决策咨询与决策支持过程，如医院统计、病案管理、资料管理等。

10.文化管理

信息管理的任务是着眼于解决医院持续经营的问题而医院文化是医院在长

期医疗服务经营活动中所沉淀的一种集体人格，体现的是医院的本质特征。医院文化管理任务的具体内容：凝练医院使命、愿景、价值观；确立医院精神、医院经营哲学和医院形象识别系统；明确医院道德，即医务人员的行为规范、医院规章制度；打造医院环境等。

（二）医院管理的任务层级

按照能级原理，医院管理的任务可分为3个层级：一是决策层管理任务，由医院领导及班子成员负责，以经营战略管理为核心，关注医院的医疗服务与宏观社会环境，具体实施以医院建设与发展的计划、决策、组织管理行为为主。二是职能科室层管理任务，由职能科室管理者负责，具体实施以组织与人力资源、医疗与护理、质量与安全、后勤与保障、信息与支持、财务与经济、教学与科研管理等执行和监督管理过程为主。三是基层科室层管理任务，由科主任、护士长以及班组长负责，具体实施以一线医务人员执行落实对疾病“诊断、治疗、康复、护理、服务”以及保障、支撑等过程管理为主。参见图4-2。

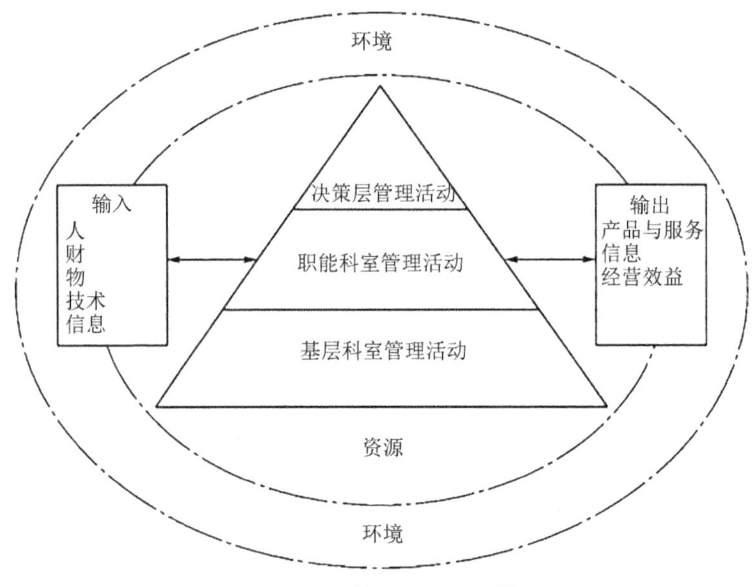

图4-2　医院管理任务层级模式

二、医院管理的基本内容

医院是以治病防病、照顾患者为主要目的的医疗机构。医院管理的基本内容就得围绕医院防病、治病，围绕患者的需求而操作。

(一)人力资源管理

人力资源管理是指组织对员工的有效管理和使用的思想和行为，就是发现并投入力量“开采”和利用人力。它包括就业与录用、人力配置、激励、教育培训4个方面的内容。现代医院管理将管理的核心、管理的出发点与落脚点归结到人的管理上，并创造出一种崭新的模式和精神。

(二)质量管理

质量是一组固有特性满足要求的程度。质量管理是指确定质量方针、目标和职责，并通过质量体系中的如质量策划、质量控制、质量保证和质量改进来使其实现的全部管理职能的所有活动。医院质量是医院各种活动表现出来的综合效果和满足要求的优劣程度。医疗质量就是医疗效果，即医疗服务的优劣程度。狭义上是指一个具体病例的诊断、治疗、疗程、有无医院内感染和医疗失误等；广义医疗质量包括了工作效率、医疗费用是否合理、社会对医疗的医院整体服务功能评价的满意程度。医院的所有事情都涉及质量问题。

(三)财务管理

医院财务管理包括预算管理、收入管理、支出管理、现金管理、应收款管理、固定资产投资管理、负债管理和收支结余管理8个方面。作为管理者，一方面要熟悉业务，能看懂资产负债表、收入支出表和现金流量表；另一方面要遵纪守法。

(四)信息管理

就某些方面而言，医院管理实际上就是信息管理，计算机技术改变了医院信息的收集、处理、交换和使用方式。首先是建设医院信息系统，之后医院信息化建设的重点应该是临床管理的信息化，将信息技术真正利用到疾病的诊断和治疗中去。

(五)药事管理

药事管理是指医疗机构内以服务患者为中心、临床药学为基础，促进临床科学、合理用药技术服务和相关的药品管理工作。医院药事管理的内容：组织管理、业务部门管理、技术管理物资设备管理、质量管理、经济管理及信息管理。

(六)设备和物资管理

设备和物资管理：用合理价格采购高质量的医疗设备和其他物资，要实施阳光工程；对设备、仪器要建立档案，定期维护、保养，及时维修、保证正常运转；建立消耗品支出流程和制度。

(七)绩效管理

为了促进目标的实现而采取的政策和措施。绩效管理的关键要素:明确的目的、策略、效率,评价做得好坏的标准,调整战略或目标的能力。绩效指标应该是围绕组织机构的方向,帮助提高和改进,指标和概念之间清楚的关系,可靠和可信。

(八)危机管理

危机是指能够对医院正常运营和声誉造成潜在破坏的事件。危机管理就是为应付各种危机情景所进行的规划决策、动态调整、化解处理、员工训练等活动的过程,其目的在于消除或降低危机所带来的危险。

(九)服务管理

服务管理包括如何维护患者合法权益,服务行为和医德医风,服务环境和流程及医院文化等。

以患者为中心,以质量为核心,走质量效益发展之路,全院围绕上述工作重点所采取的一切管理手段和措施都属医院管理的范畴。

第四节　挑战与变革趋势

现代社会发展势头迅猛,科学技术日新月异,我国对现代医院管理愈加重视。2018 年 3 月召开的十三届全国人民代表大会第一次会议上,通过了国务院机构改革方案,涉及医疗卫生改革的包括重组国家卫生健康委员会及新设国家医疗保障局等,大力加强了对我国医疗卫生行业的监管与规范,同时也对现代医院管理提出了更多、更高的新要求。值得关注的是,原国家卫生和计划生育委员会于 2017 年、国家卫生健康委员会于 2019 年相继出台《"十三五"国家医学中心及国家区域医疗中心设置规划》及《国家卫生健康委办公厅关于印发国家医学中心和国家区域医疗中心设置实施方案的通知》,将于 2019 年在全国范围内启动国家医学中心及国家区域医疗中心的建设。通过在各区域、省域建设医学高地,促进优质医疗资源的均衡合理分布,助推分级诊疗制度落地。这一系列举措势必影响未来我国医院组织的整体格局及我国现代医院管理体系的建设内容。由此可见,在健康中国战略实施过程中,我国现代医院管理需要大的变革与发展。

而随着深化医改步入攻坚阶段，作为实现健康中国的重要举措，深化医药卫生体制改革也对现代医院管理提出了极大的挑战。

一、现代医院管理的挑战

（一）医疗服务的同质化

随着我国国民经济的增长及城乡一体化的推进，城市建设、医院规模及医疗技术等方面均呈现同质化趋势。尤其是近年来，我国医院在医疗技术领域的国内外交流日趋频繁，医疗人才的流动性提高，基层医疗卫生如县级医院的发展建设也得到了显著加强。患者就医不再局限于北上广等一线城市，有了更多选择。同时，随着国家卫生行政管理部门的统一部署及现代医院管理者的日益重视，各大医院在床位数、设备、专科设置、医疗技术与质量安全等方面的差异在逐渐缩小。

当医院逐渐丧失老牌核心竞争力时，如何能保障自身运营及学科建设的发展？这是现代医院管理面临的第一个挑战。医院需要思考，如何为患者提供更为便捷式、精细化、差异化的诊疗服务，开创新的“蓝海”。

（二）我国医疗卫生改革的推进

如前所述，我国医疗卫生体制改革促使医院正在进行一轮大的变革，医院管理同样需要更新与重构。随着分级诊疗、医联体建设、医疗集团、互联网诊疗等新医改制度的出台与完善，医院不再是一个封闭的系统。患者可以在上下级医院或医联体单位间有序流动，医师同样可以在相关医院多点执业，一个医疗行为可以由多家医院协作完成。随着现有规则的改变，医院管理同样需要打破固有的管理思维，更需要开放性、灵动性与创新性。

另一方面，我国在优化医疗服务体系、控制医药费用不合理上涨等方面相继出台了多条规定，如药品零加成的实施、医保按病种（疾病诊断相关分组）付费、医药费用的控制等。2017 年 11 月出台的《国家发展改革委关于全面深化价格机制改革的意见》，更是明确将“进一步取消医用耗材加成”提上日程。这些不断加强的政策变化，都要求医院必须由“粗犷式治理”向“精细化控制”转变。这是现代医院管理面临的第二个挑战。

（三）个人的自主化

人是组织的最基本要素，也是唯一具有主观能动性的核心要素，医院组织运行的好坏主要取决于医院的每一位员工。随着时代的演变，包括医疗在内的各大行业主力逐渐转向“80后”“90后”。新生代人群展现出了新的风貌与特点，如更强调多元与个性，不再墨守成规；追求自由与责任，重视个人价值的实现；倾向创新与改变，万众创新深入人心。医院最核心的基本要素改变，势必不能继续套用原有组织结构。同时，随着我国多点执业的推行，个人的自主性也会增加医院核心人才流失的风险。这是现代医院管理面临的第三个挑战。

(四)科学技术的发展创新

现代科学技术正实实在在地改变着我们每一个人的日常生活，同时也慢慢改变着我国医疗行业。“互联网+”医疗，实现了互联网与医疗行业的联姻，包括以互联网为载体和技术手段的健康教育、医疗信息查询、电子健康档案、疾病风险评估、在线疾病咨询、电子处方、远程会诊及远程治疗和康复等多种形式的健康管家服务。随着医院功能的云端化，医院组织架构及功能定位理应发生相应改变。另一方面，云计算、大数据、“互联网+”、移动医疗等新技术手段，以及家庭医师签约、社区医疗改革等新医改政策，都将共同导向未来的一个新局面：去医院看病的患者越来越少。这一结果不仅影响医院的运营效益，也关乎医院临床、科研的发展。在大变革的新时期，医院管理如何顺应时代的潮流，加快创新与改革，发展与时俱进的医疗技术与管理模式，从规模扩张型转向质量效益型，提升自身核心竞争力。这是现代医院管理面临的第四个挑战。

二、现代医院管理的变革趋势

如前所述，现代医院管理面临着诸多挑战，但挑战中也蕴含着机遇。以健康中国建设为契机，以挑战为导向，寻求现代医院管理变革的切入点。针对前面提到的四大挑战，现代医院管理的变革可从以下五方面着手。

(一)推进医院的平台化

随着医疗与互联网的联姻，医院组织跨越了地理与时间的障碍，平台化有了实现的契机。例如，某些医院依托微信平台建立的企业号平台，将医院成员交流沟通、工作传达、科研协作、远程教学等功能平台化、云端化，构建了医院虚拟组织新形态，提升了医院运行效率。又如前所述的构建互联网医院，作为基于传统实体医院搭建的线上平台，也是医院组织模式平台化的另一典范。

(二)强化医院组织的开放性

由前所述，组织具有开放性，没有“围墙”与“圈地”。某电商的组织架构即体现了平台性与开放性。在这个虚拟组织平台上，任何潜在客户都能成为这个组织架构中的一员(买家或卖家),组织内成员时刻动态组合,却又保持了组织运行的流畅与高效。现代医院的发展同样需要强化组织的开放性。随着多点执业、医疗集团等医改政策的出台,医院的"柏林墙"开始动摇。在此趋势下,医院应着力建立区域医联体,通过医联体(医院、社区)间的资源流动,有效地将资源聚集到有针对性需求的患者,实现"责、权、利"的重新分配,最终提升医院运营效率、经济效益及社会效益。

(三)加强医院员工的协同性

医院离不开团队协作,医疗工作永远不是一个人在战斗。小到一台手术,需要主刀医师、助手医师、麻醉医师、护士等,缺一不可,在这个微型团队里,协同合作至关重要;大到一种疑难重症,需要多科室部门的紧密配合,充分发挥每个单元的技术职能,并积极沟通协作;再大到一所医院,有医疗、教学、科研、行政、后勤,每个单位都发挥着重要的作用。若强行切断各部门联系,医院将难以为继。故现代医院组织变革的一大重点,即如何兼顾、整合个人的自主化与组织的协同化,构建协同创新团队,激发个人活力。例如,可通过建立跨部门小组、跨职能小组以及以患者、以疾病为中心的多学科诊疗团队,或制订绩效导向政策,实现医院组织内的资源整合与重构。

(四)增进医院对个人的激励性

"事实上,如何获取、如何保存以及如何恢复幸福是所有时代绝大多数人们行为背后的动机"。医院在对待自己的员工时,不应将其当做高速运转的机器,而是有血有肉、有追求幸福需求的人,要尊重与重视个人的自主化。未来的医院组织架构,应提供给员工足够的自由空间,帮助员工达到工作与生活平衡;给予员工合理的自主权,提升员工主人翁意识;注重员工的个人成长,帮助员工与医院共同成长,实现自我价值。

(五)实现标准化医院管理

尽管医疗服务的同质化使得我国各大医院在床位数、设备、专科设置、医疗技术与质量安全等方面的差异在逐渐缩小,但医院管理水平却参差不齐。如何将现代医院管理的理念与模式快速有效地推广到全国大中小各类医院?答案是标准化医院管理。未来,现代医院管理将通过建立具有可操作性、可推广性及可协调性的医院管理模式,为各类医院提供一个科学规范的现代医院管理模板与基础、一套先进完整的现代医院管理体系及一种与时俱进的现代医院管理思维。

将上述现代医院管理的具体实施方法加以归纳,总结成标准化医院管理 5

层模型:卓越的组织文化、合理的架构团队、科学的管理运营、持续的创新精神、先进的管理工具,这5个层次相辅相成、互相补充。当医院管理者思考建立属于自身的现代医院管理体系时,可以首先从这5个层次分别考虑:如何营造出适合项目和工作推进的医院文化?如何打造适合医院未来发展的组织架构与人才梯队?如何建立精细化的运营管理体系?如何塑造适合医院学科发展的临床创新与管理创新氛围?哪些管理工具可以帮助医院项目与战略的实施、推进与控制?当医院管理者成功思考并理清上述5个问题的解决与实施方案后,一套个性化的现代医院管理体系即应运而生。

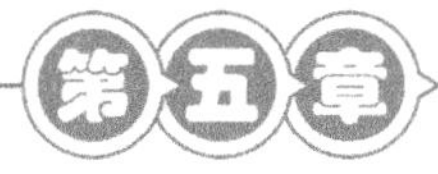

医院质量管理

第一节 医院评审评价

医院评审评价是目前国际上盛行的一种非政府的、具有同行评议性质的医院质量评估制度，起源于20世纪初期的美国，随之在欧洲、亚洲实施，迄今已有近百年的历史，国外的医院评审工作在制度建设、标准制定和具体做法上已趋于成熟。我国1994年启动了第一个周期的评审工作，模式是以政府主导、各省在国家层面的指导下开展医院的评审评价，虽然由于种种原因中间有暂停，但有些省份一直未停止过，如四川省、江苏省。2011年国家卫生与计划生育委员会再次启动医院评审评价工作。虽然在不同的医疗机构，评审评价中存在这样或那样的问题，但总的来说是功不可没的——那就是通过评审评价促进了医院的组织制度建设、规范了管理、改善了服务流程、建立了以“人”为本的服务理念、加快了信息化建设、逐步实现了科学化管理。

一、医疗机构评审的定义

医疗机构评审通常指由医疗机构之外的一个组织对这个机构进行评估，以判断这个机构同质量与管理体系标准的符合程度。也可以理解为医院根据医疗机构基本标准和医院评审标准，开展自我评价，持续改进医院工作，并接受卫生行政部门对其规划级别的功能任务完成情况进行评价，以确定医院等级的过程。

二、医疗机构评审的目的

通过医院评审，促进构建目标明确、布局合理、规模适当、结构优化、层次分明、功能完善、富有效率的医疗服务体系，对医院实行科学化、规范化、标准化分级管理。对政府而言，政府希望能有一个针对医疗机构的国家标准，建立医疗服务的质量保证制度，实现资源优化配置。对医疗机构而言，医疗机构则希望通过评审发现自身工作的问题及弱点，借助相关咨询解决存在的问题，促进全员参与并加强员工间人际关系的沟通，同时借助评审传递消费者有关服务质量的信息，提高消费者的满意及信任度，以巩固医疗机构在社区中的地位及竞争力。对消费者而言，消费者希望评审能反映他们对医院服务质量等方面的综合要求并最终获得适宜服务。

三、我国新的医院评审评价

(一)医院评审评价特点

1.以客观、真实、公平、公正为基本指导思想

新的评审评价工作，原卫生部医政司在纵观我国医院评审的历史，审视我国目前在医疗卫生行业管理的现状后，充分认识到尽管医疗服务管理很厚的行业壁垒阻碍了全行业统一标准化管理进程，但随着社会发展、经济水平不断提升、人们生活水平提高，公众对看病、就医的需求量剧增，医院现有的工作状态和工作能力无法满足整个社会需求，如何提高已有的医疗服务网络体系的工作效率、诊治能力、诊治质量，如何评价已有的三级医疗服务网是否具备其应有的功能和水平，是医疗服务质量和安全管理所面临的重要挑战和难题。因此，对同质化诊治能力实施标准化评价，各级卫生行政部门及医院管理者都期待我国能够出台一把标尺，指导医疗服务网络体系构建，患者合理分流，引导患者诊治，这成为当时卫生体系建设所面临的重要任务。在以客观、真实、公平、公正为基本指导思想的指导下，自2011年先后出台了《三级综合医院评审标准(2011年版)》及实施细则、《二级综合医院评审标准(2012年版)》及实施细则，以及专科医院的一系列标准，由此新一周期医院评审工作正式拉开序幕。这些标准的出台，为我国科学、规范、精细化地管理医院，引导医院健康可持续发展奠定了基础。

2.完善评审标准，夯实评审基础

我国医院评审标准建设经历了长时间的磨砺，通过借鉴国际先进管理理念和标准，在实践中逐渐摸索而形成现有的医院评审系列标准。标准的形成过程充分体现了医疗服务行业管理的特点和难度。

当时对所开展的各种评比活动的标准进行了研究、整合，逐步构成了我国医院评审工作的雏形，对科学化、标准化、常规化、规范化医院管理模式有了一定的认识，通过标准的提出、论证、实地验证等一系列努力过程，从管理者到员工都对医院管理评价标准内容设计取得一定共识。①医院的建立应符合基本标准。

②医院的设施是完成医院功能的基本条件之一。③质量与安全是医院发展和建设的核心。④医院建设和发展需要标准引导。⑤医院管理应该依从标准，遵循法律、法规，符合行业规范。⑥标准与每个员工工作密切相关。⑦评审是医院管理走向科学化、规范化、标准化的重要途径。⑧评审是医院得到社会认可的重要途径之一。

由此逐步形成了医院分级管理标准评价框架。医院分级管理是我国医疗管理体制的重大改革，也是加强全行业管理的重要步骤。当时，我国期望通过实行区域规划、分级管理、医院评审达到以下 5 个目的。

(1)在一定程度上消除条块分割的消极作用，加强医疗卫生服务整体性、层次性和合理性，以利于发挥医疗卫生工作的总体效能。

(2)有利于健全和巩固三级医疗卫生网。通过医院评审和新版医院的审批逐步调整布局，使其趋于合理化，通过功能和任务的审定，加强初级保健，使之更加适应当地人群需要。

(3)有利于完善各级医院功能，加强医院现代化建设和管理水平，促进医、教、研、防密切结合和协调发展，不断提高服务水平和医学水平，促使其更加适应卫生事业和医学的进步。

(4)有利于调动各方面和医院本身的积极性。动员各方力量(包括各级政府和社会)共同参与医疗卫生事业的建设，增强医院积极向上的主体意识，提高管理水平。

(5)有利于卫生资源合理、有效和充分地使用；引导患者合理分流，建立正常、稳定的社会医疗秩序。经过全行业十年的努力，我国第一周期医院评审完成了医疗预防网络体系的总体布局，为政府投资、医保支付、医疗收费、群众择医、医院建设等提供了基本依据，也为确立医院未来发展方向提供了硬件准备，尤其为如何实现对医院基本规模、技术建设、管理和服务质量等进行综合评价奠定了基础。医院评审从缺乏统一理论指导、标准不一、方法不规范，到达成行业共识，形成并完成了能够在不同层级医院进行评价实施、具体可见的标准条款体系，标志着我国医院管理进入了标准化管理时代，为我国实施全行业统筹管理、资源分配提供了基础依据。

3.以医院评审为动力，建立和完善长效监管机制

医院评审标准就像一把标尺，如何用好这把标尺，公正、公平、客观、准确地评判医院功能任务是否达到区域规划目标，是否取得各级各类医院管理目标，是体现医院评审工作有效性的关键。如果标准失当、评价不准，尤其是出现导向错

误,可能导致整个工作失败。第一周期医院评审工作虽然取得了很大的成绩,但也存在一些问题,主要是在标准掌握上遇到了当时医院评审体系建设的瓶颈问题,是未来建立医院长效监管体系需要克服的难题。例如,尽管在第一周期医院评审目标设计上强调,医院评审的重点放在医院的基础建设上,要注重医院内涵建设,引导医院走标准化、规范化、科学化发展的道路,但实际执行结果却与预期目标不一致。这种结果源于当时对评审标准设计、评审执行方法实操性还缺乏经验,尤其是在我国评审及后续的医院评价体系建设中仍然对评审员遴选、培训、能力提升等工作缺乏系统设计,这是在未来工作需要加大投入力度的关键,对评审员队伍进行标准化、专业化、职业化的训练,评审员评审能力和水平的提高,是用好标准来评价医院,也是发现规划和分级中问题的关键,更是我国建立医院长效监管机制的基础。因此,各地卫生行政部门及各类评审机构应切实加强评审员队伍建设,抓好评审员的学习培训工作,掌握领会评审标准,严格执行评审标准,建立严格的评审员执行评审工作情况监管体系,做到执行标准不走样,防止可能诱发搞形式主义、盲目追求扩大规模的因素,防止用新标准、新标尺走老路,应归避以片面问题来评价系统,用硬件标准和制度规范来替代过去对执行过程和结果的旧的评价方式,使医院真正能够通过有效的内涵建设,达到可持续发展的目的。

4.坚持医院评审评价的常态化管理

我国的医院是以公立医院为主体的庞大医疗服务网络体系,各级政府对医院评审实现了分层分级监管,标准由国家统一制定、统一部署,由各省具体实施,而且对各级主管内容和权限逐步明确。全国各省出台了医院分级管理与评审的相关配套政策,如规定通过评审的医院实行门诊挂号、住院床位按等级拉开档次收费等。医疗卫生事业是民生大事,是政府责任所在,核心是保证其在公平、正义的前提下,兼顾效率。在近 20 余年医院等级管理实践中,逐渐探索出区域卫生规划与医院级别、各级医院技术能力和服务半径差异之间的关系,为深化医院管理提供了政策准备条件。我国现行的医院等级管理增强了全行业管理,弱化了我国各级各类医院原有的行政隶属的关系,各部委、企业医院、全国中医院以及解放军、武警医院等一律纳入分级管理和评审中,由我国社会力量创办的民营医院也正在定级和参加评审。在医院分级基础上分等,使医院评审标准更适应我国地域辽阔、经济发展不平衡、医院建设与发展存在较大差距这一基本国情,有利于规范管理和医院发展,促进医疗体系整体建设和功能发挥。我国医院评审标准中,除医疗工作、预防保健、教学科研等内容外,还规定上下级医院的逐级指导、双向转诊关系，为医改构建分层次医疗、双向转诊医疗服务体系做了准备，同时在市场经济条件下对医院间如何进行有序的竞争，医院如何适应医疗制度改革，进行了前瞻性引导或准备。

医院评审实施方法与标准设计总体思路密切相关。在20世纪80年代初，我国医院状况总体还是较差的，因无标准要求，导致功能定位不清、综合水平不高，亟须通过改革和管理加以提高。而制定分等标准、就需立足于创建、鼓励医院，通过努力才能达到的甲等（或优秀）医院的标杆，以引导医院综合各方力量、整合资源优势，打破当时固守现状的局面，从而引导全国医院系统的发展走上新的台阶。因此依据当时历史条件，第一周期医院评审标准主要旨在解决如何使医院资源合理配置的问题、巩固三级医疗预防保健网体系、医院功能到位和按照标准对医院内部实行标准化管理。其评价方法选择千分制的打分办法，不仅在操作上容易实现，而且也是当时的传统习惯，在判断上不易偏斜。由此，对被评审医院得出的等级结论，是按其所得分数决定的，是医院各方面所做工作与评审标准符合的程度，以及医院管理、技术建设、服务能力等综合水平高低的体现。因此可以说，医院等级是创建出来的。

我国公立医院的发展应当是在完善医保体系的基础上，向着管理企业化、水平现代化、城乡服务整体化和模式集团化的方向发展，实现“3个转变、3个提高”。在发展方式上，由规模扩张型转向质量效益型；在管理模式上，从粗放的行政化管理转向精细的信息化管理；在投资方向上，公立医院支出从投资医院发展建设转向扩大分配、提高医务人员收入水平，进而实现“3个高”，即提高效率、提高质量、提高待遇。

医院评审体系建设也应该充分关注这种购买服务格局变化，无论是标准体系建设还是医院评价模式也应“顺势而生”，不是“逆向而行”。特别是支付方式的改革，将影响医疗服务行为，提高医疗资源利用率，降低不合理医疗费用，最终实现改革的目标。

新一周期评审重新启动，在“以人为本，以患者为中心”服务理念指导下，应系统有效地引导各级卫生行政部门，医院加强和完善城乡三级医疗服务网络体系、科学规划和布局医疗服务资源，使其更好地完成功能和任务，以适应新医改和医院发展的需要，在医院评审评价标准条款设计、现场检查和结果判断上，运用持续质量改进循环管理原理，以及目前国际上通用的对过程质量监管有效的追踪检查方法。新一周期医院评审有3个重大突破。

(1)评价条款的设计与国际通行的患者质量及安全管理接轨，突出我国以公立医院为主体的医疗服务体系特点，即作为政府职能载体，实现政府民生事业重要目标。

(2)在条款评价上，采用持续质量改进循环管理原理对标准实施情况进行判断，强调过程质量管理，环节间有效衔接，各项制度、规划及流程落实到位。

(3)在检查方式上，采用对过程质量管理能够有效监控的追踪检查法，强调对医疗服务管理问题整体判断、综合判断。具体实施上采取“统一标准、部省联动、科学评价、分批审定”的原则，充分利用现代信息技术手段，获取各项任务落实情况、日常管理运行、疾病诊治能力和效果等客观数据信息，实施指标统计量化分析，开展日常监测与评价。

评审是动态过程，不能一劳永逸，应加强不定期重点检查管理，纠正评审后滑坡现象，巩固评审成果，推动医疗机构评审工作常态运行。

(二)新的医院评审评价的内涵

我国新一轮的医院评审评价，借鉴了国外先进的医院评审评价经验，结合我国医院的实际情况，依据医院评审的原则、主题和方针运用了新的理念和方法，为新一轮的评审注入了内涵。为了确保评审的严肃、公正、公平和客观，组织方制定了全面、规范的评审方法和评审路径，并建立了严格的、规范的、科学的评审员遴选办法与培训规定。实践证明，新一轮的医院评审对医院的质量与安全管理起到了很好的推动作用，为医院的质量与安全管理注入了新的理念和方法，促进医院建立一整套的全面、规范、科学、实用的管理机制，使我国的质量与安全管理初步进入了持续改进阶段。

(三)医院评审的原则、主题与方针

1.医院评审的原则

政府主导、分级负责、社会参与、公平公正。

2.医院评审的主题与中心

主题为“质量、安全、服务、管理、绩效”，体现以患者为中心。医院能基于现有资源条件，实现最佳的结果；按照医院评审标准的要求，对医院在保障医疗质量与患者安全过程中所采取的措施和效果进行评价。《医院评审标准》的特点是，保持了与《医院管理评价指南(2005 版)、(2008 版)》和《2005－2009 年医院管理年活动方案》重点工作的政策连续性，又与当前国家医改政策和原卫生部发布的法规保持一致。医院评审标准可根据国内外医院评审新理念与社会需求变化及时进行调整或修订。在各节标准中均强化了质量管理与持续改进的标准

的内涵建设；增设了核心标准（否决）、可选标准、社会评价和用于评审后的日常追踪检查与评价的医院运行质量与安全监测指标，并充分利用医院管理信息系统的数据。

3.医院评审的方针

医院评审评价本着“以评促建、以评促改、评建并举、重在内涵”的方针。被评审医院把评审作为医院管理持续改进的助力，对照标准，认真地查找医院管理存在的问题，对发现的问题要拿出有效的整改措施进行整改，至少要有6个月的持续改进的过程；充分发挥医院自我评价的作用，促进医院内部“医疗质量和医疗安全”的持续改进活动的开展；评审医院与科室都要建立健全“质量与安全监控”组织与工作机制，及时发现缺陷与潜在的问题，运用质量管理工具进行因果分析，持续开展改进活动。

4.医院评审评价的方式

《医院评审暂行办法》中指出，新的医院评审包括周期性评审和不定期重点检查。周期性评审是指卫生行政部门在评审期满时对医院进行的综合评审。评价的方包括了书面评价、医疗信息统计评价、现场评价、社会评价4个维度。不定期重点检查是指卫生行政部门在评审周期内适时对医院进行的检查和抽查。通过对医院评审，以期促进构建目标明确、布局合理、规模适当、结构优化、层次分明、功能完善、富有效率的医疗服务体系，实现对医院科学化、规范化、标准化的分级管理。

（四）树立评审新理念

新的医院评审坚持“以评促建、以评促改、评建并举、重在内涵”的方针，体现“以患者为中心”，关注医院“质量、安全、服务、绩效、管理”，坚持“常态化”和“持续改进”。新的医院评审理念的转变，决定了医院评审目标、评审内容、评审方法的改变。因此，对医院而言，如何树立医院评审新理念，是医院评审准备的首要重点工作。医院如仍坚持之前的“为评审而评审”的旧评审理念，必将又会让全院员工通过做假来应对现场评价，使员工产生反感，医院管理也不可能在准备评审评价过程中持续改进，又回到劳民伤财的老路上。

1.树立“3个转变、3个提高”的理念

新的评审理念首先表现在通过医院评审理念的转变实现“3个转变、3个提高”。也就是说，通过医院评审准备，逐步实现医院的3个转变。在发展方式上，要由规模扩张型转向质量效益型；在管理模式上，要从粗放的行政化管理转向精细的信息化管理；在投资方向上，医院支出要从投资医院发展建设转向扩大分配,提高医务人员收入水平,从而来提高效率达到3个提高。3个提高:医院通过资源纵向流动提升服务体系整体绩效来提高效率;医院以临床路径管理为抓手加强医疗质量管理;医院通过改善医务人员生活待遇,切实调动医务人员积极性。

医院只有以这个理念为指导,将医院评审作为管理医院的抓手,改变目前粗放的管理模式,通过评审准备,以评促建、以评促改,使医院管理迈向精细化,逐步达到科学化,从而使医院管理迈上新的台阶。新的医院评审评价提倡精细化管理,在检查时评审员会关注细节,这些细节是医院管理者以前所不关注的,特别是新的医院评审评价不仅关注医疗护理,还要关注后勤的方方面面,也就是说,凡关系到患者、员工的安全、质量、服务的都是评审员要关注的问题,相反凡是没有关系到患者、员工的安全、质量、服务的事情评审员都不会关注,以此来传播真正"以患者为中心"的精细化管理的理念。

2.树立"以患者为中心"的理念

医院在开始准备时,就要牢牢树立真正的"以患者为中心"的服务理念,这一理念虽然已被广大医院管理者和医务人员所接受,但是医院工作中仍存在所说与所做相分离的现象,如在准备过程中仍说是说,做是做,那是很难落实评审标准的。针对这一问题,如前所述,新的医院评审不论从评审标准的制定上,还是从评审评价采用的检查方法及评价的关注重点上,都坚持体现了"以患者为中心"的理念。各级各类医院评审标准中的"以患者为中心",即凡是涉及患者安全、质量、服务方面的,即使医院认为难做到的、很小的细节问题都需要记录并写入标准中,其目的是通过医院评审评价的开展,促使医院更加关注患者的感受,关注患者的合法权益,真正将"以患者为中心"理念落实到医院工作的方方面面,使患者能切身感受到、体会到。例如,为保障患者的权利与义务,在评审实施细则中单独设置一节关于"患者的合法权益"的条款,其中有一条为核心条款,这就充分体现了新的评审的"以患者为中心"的理念。医院在评审准备中,必须按照保障患者合法权益条款的相关要求,完善医院的相关工作制度和流程,通过定期督导、检查,促进落实执行,持续改进。所以医院只有在准备的过程中逐条审视关于保障患者权利与义务的条款,并逐一落实,通过采用这种"以患者为中心"的评价方法,评价医院落实保障患者权利与义务的条款的情况,更好地关注"患者安全、服务、质量",才能获得理想的评价结果。

(五)树立"常态化"和"持续改进"的理念

医院在开始准备时,就应认识到,这项工作只有开头,没有结束,所以必须树立“常态化”和“持续改进”的理念，克服并转变“忙一阵子、对付一下子”的做法。以往医院为迎接各种检查和评价，对照标准修改一部分病历，专家来检查就请专家从改过的病历中抽取。检查的过程和结果都不能真实反映医院的实际工作状况。医院付出很大精力，全院员工疲惫不堪，所有的准备只为迎接检查专家的到来，所做的都是为应对检查专家，盼着检查专家的到来，同时也盼着赶快检查完，将专家送走就万事大吉，整个评审就算结束，所有工作恢复原状；再来检查仍然如此应对，周而复始，这样的检查使医院员工极为反感、满腹牢骚，且无积极性。医院的评审准备是“为评审而评审”，既不关注医院日常工作中存在的问题，更不用说根据问题制定相应的整改措施，并在日常工作中落实执行，达到持续改进。由于这样一种理念的支撑，医院在迎接检查组时非常注重接待工作，无形中给医院带来了很大的负担，也使医院员工产生反感。新的医院评审评价的理念提倡医院按照评审标准管理医院日常工作，如果医院在日常工作中天天都在落实标准条款，一旦要检查，就不会再出现突击现象，而且还采用了追踪方法，使作假无用、突击无用、托人无用；另一方面，可以使医院感知无用的事就不用再做了，这样就会促使医院关注点的转变，从关注检查专家是谁转移到关注自己医院在日常工作中应如何落实评审标准，找出问题并持续改进。

新的医院评审评价将彻底转变以往医院针对评审评价“忙一阵子，对付一下子”的做法，对医院的评审评价从“以结果为导向”转变为“以过程为主体”和建立周期性评审制度上都要求医院树立“常态化”和“持续改进”的理念。医院在评审准备中，首先要知道医院的不足是什么，知道医院管理中存在的问题是什么，然后应用科学的管理工具进行分析，找出问题的原因，将评审标准要求的内容与医院日常工作相结合，制定相应的制度与措施，通过落实执行，将做得好的措施用制度固定下来，与此同时加强监管，这样才能见成效，使医院一步一个台阶地迈向更高的层次，打造更高品质的服务质量，不断进步。如果医院目前做不到条款中 C 级要点的要求，可根据“标准”要求改进工作逐步做到“C”；如果做不到条款中 B 级要点的要求，可根据“标准”要求努力改进工作逐步做到“B”；当医院已经做到条款 B 级要点的要求了，“标准”会告诉医院怎样努力，不断改进工作做到条款 A 级要点的要求；当医院做到“A”了，“标准”会告诉医院应如何保持“A”的成绩，巩固“A”的成效。这样就使医院评审不仅仅关注结果，重要的是关注过程，真正做到医院评审工作与医院日常管理、建设融为一体，将繁多的各种检查都融入医院周期内每年一次的例行检查或专项检查和周期评审工作中。通过评审准备，医院将医院评审作为医院管理的抓手，减轻医院应对各种各样检查的负担，使医院管理目标明确、管理内容翔实，可操作性强，医院可以统筹安排，分步实施，逐步达到医院评审标准的要求，成为医院管理的常态化工作，将其作为医院不断持续改进的一个过程，而不是仅仅将其作为迎接评审专家来医院检查，查完即终结的工作。医院要在迎评的过程中不断提高管理水平，不断提高医院的服务品质，这种持续改进是无止境的，因此使评审评价工作真正成为医院管理的抓手。

(六)评审评价工作对评审员的要求

在新的评审评价中，评审员起着举足轻重的作用，在质量导向引领、标准贯彻执行中，在医疗管理机构和医院间起着桥梁和纽带的作用。所以在评审员遴选、培训和使用方面，我国医疗机构非常重视，制定了一整套的相应规范，以确保评审员的质量。

1.建立职业化的评审员队伍

(1)职业化评审员的出现旨在通过评审体系的逐步完善和发展，培训出一支以医院评审标准及其实施细则为准绳，以事实为依据，严格执行规定的评审方法和程序，不受卫生行政部门或医院倾向性意见干扰或影响，对评审结果具有独立判定能力，享有独立裁决权力的同质化评审员队伍，为建立医疗服务行业长效和日常监管体系奠定基础。

(2)评审员遴选流程：本着医院推荐、本人同意、所属的医疗机构审核、报国家卫健委医院评审评价管理部门审批。

(3)评审员具备条件与素质：①热爱医院评审工作，热心参加医院评审活动。②身体健康，能够承担医院评审工作。③具有高度责任心，能够保持客观、公正、实事求是的科学态度，认真、诚实、廉洁地履行职责。④熟悉医疗卫生有关法律、法规和相关政策，掌握卫生管理和现代医院管理理论，熟悉医院医疗、护理、药事、感控、行政后勤管理，在原工作的领域中具有较高理论水平和丰富实践经验。⑤担任医院中层以上管理职务 6 年以上。⑥具有自觉学习的能力和习惯，主动且认真学习标准及相关书籍，积极实践，正确应用评审方法，能够深刻领会医院评审工作内涵，准确把握医院评审标准。⑦具有团队精神，善于与他人合作、交流。⑧按要求参加学习，在最开始的时候要完成约 50 学时的培训，在成为国家级评审员后，每年至少能参加 20 学时的脱产培训、3～5 家医院(500 张床)的实地检查工作，积极为国家建立评审体系做出贡献。⑨自觉遵守各项纪律和各种规定。

(4)评审员培训：为更好地培训一支能够胜任国家新一周期的评审工作要

求，能与国际相关评审组织接轨的评审队伍，评审办在我国原卫生计生委医政医管局的指导下，认真总结目前我国卫生系统监管的经验和教训，首次系统地设计出满足目前我国现阶段医院评审工作需求的“112E 四阶段”培训模式。通过该培训模式训练的人员，将能独立完成所承担的评审任务，有资格承担实地评审任务，并将被纳入国家级评审员库，成为国家级评审员候选人，待完成全部培训课程，即每年至少能参加 20 学时的脱产培训、完成 5 家医院的实地检查工作后，经考核合格，才能成为合格的、具备评审专业化知识和技能的评审员，方可进入国家级评审员队伍。①培训对象：根据《医院评审暂行办法》，各级卫生行政部门委托相关部门建立评审员库，并招募国家级或省级医院评审员。因此，评审办负责组织国家级评审员培训工作，各省级卫生行政部门负责组织省级评审员培训工作。②培训目标：通过系统培训，评审员将能够了解评审标准，评审方法的实施，评审工作应掌握的技能、应具备的能力、应注意的事项等相关内容；安排实地一带一的教学培训，经过多轮反复的训练，使评审员获得规范、标准、严格、严谨的培训，积累实践经验，能深刻领会评审的理念，熟练掌握医院评审标准及相关知识，正确运用评审方法，独立地完成条款评价，客观、公正、公平地评价医院，同时造就出专业化的评审队伍，培训出不同等级的评审员，使我国评审工作逐步形成职业化，与国际接轨。

2.评审工作人员职责

(1)评审队队长职责：评审队队长是整个评审团队的负责人及召集人。由医院评审办公室根据评审工作资历和组织管理能力提出名单，报国家卫健委医政医管局相关部门批准后确认。队长也是其所在评审组的组长。具体职责如下：①召集评审员，落实组员分工，制订评审计划。如遇特殊情况，队长要合理调配分工，使评审员间分工负荷均衡，以便保持相同工作进度。②代表全体评审员在开幕式上讲话并介绍每一位评审员，在反馈会上代表全队对医院病案首页重点问题进行分析及报告。③组织评审组沟通会。每天中午、晚上召集评审员开碰头会，组织评审员研究讨论发现的问题，确定是否应扩大的检查样本数；对有异议、有分歧的问题，组织评审员研究、讨论并达成共识。在讨论问题时队长与评审员是平等关系，避免一言堂。④督促各组按期完成评审计划，管理现场评价工作，提醒评审员自觉遵守评审纪律。⑤组织讨论并协调各组晨会和集中反馈会上的反馈事项。⑥组织讨论评价结果。对评定为 A 和 D 的条款，组织评审员达成共识。如有一名评审员对某个条款提出异议，全组需共同寻找依据，必要时扩大检查样本，直到达成共识。将最终的评审结果和各组反馈小结上报评审办。

⑦安排联络员需要协助的工作。

(2)评审组组长职责:评审组组长是指综合管理组、医疗药事组和护理院感组的各组负责人,由评审办公室根据评审员的工作资历和组织管理能力确认。其中的一位队长同时兼任一组组长。组长应由评审经验丰富的评审员担任。组长担负领导职责,是所在专业组的召集人员和检查路径设计者。具体职责:①召集本专业组的评审员,制订本组的评审计划。②组织并督促本组按期完成评审计划,形成评审结果。对有争议的条款提出组内讨论,如有必要可扩大至全体评审员。③组织讨论并确定本组晨会和集中反馈会上的反馈事宜,并安排其他组员轮流进行晨会报告。④撰写本专业组的现场评价小结,并上交至队长。⑤在评审过程中有义务带教新评审员。

(3)评审员职责:评审员是指已入选国家级或省级评审员库,在聘任期内经过培训和考核合格的人员。评审员是医疗机构评审的主要实施者,必须熟练掌握并严格按照卫健委制定的各级各类医院评审标准及其实施细则开展评审工作。评审员的工作职责:①做好评审准备。②实施评审过程。③提交评审结果。

(4)评审督察员是由评审组织(或卫生行政部门)指派,负责对评审工作全程实施监督的工作人员。评审督察员的工作职责:①监督评审员严格落实评审标准和评审程序,重点督查《评审员职责》、《评审员行为规范》、评审员“十不准”的执行落实情况。发现评审员有违反上述规定的情况时,及时加以纠正和制止。②监督受评审医院是否存在弄虚作假、形式主义、铺张浪费和违反医院“十不准”等情况;如发现违规,及时加以纠正和制止。③评审员和(或)医院出现违规行为,且劝阻后不加改正的,评审督察员应当将相关情况书面上报至上级卫生行政部门,由上级卫生行政部门按规定予以处理。④监督评审员是否依据标准评价医院,对评审员评价结果进行再评价,对于经过多次培训仍不能掌握评审方法,评价结果不客观、不实事求是的评审员,有权提出免除其评审员资格的意见,并上报卫健委主管部门审批。

(5)联络员职责:联络员是由评审组织(或卫生行政部门)指派且培训合格者,负责评审过程中组织安排、沟通协调和文字整理等具体事务的工作人员。联络员的工作职责:①协助评审队长完成评审工作。②根据当次评审任务和计划,与评审组织或卫生行政部门以及医院进行沟通,做好评审组食宿安排和评审相关会议准备等相关保障工作。将汇报时间、内容提前通知医院院长,并将院长汇报提纲模板发送至医院。③负责与备选评审员联系,落实评审相关准备工作,通知评审时间,做好交通安排并发放评审员证等。④确认相关部门对评审材料的准备情况，包括病案首页上数据统计结果分析报告、《医院评审申请书》《医院自评报告》《评审暂行办法》规定的相关资料等，并在评审组正式进入医院前，将医院填报资料电子版或纸质版交评审员。⑤协助评审员收集并整理评审结果的相关资料，完成评审报告，核实相关项目填写的完整性，上交指定人员。⑥协助评审组组长汇总各组评审总结，整合形成全面的、最终的现场评价意见，并经参评评审员复核，督促评审员在《医院评审现场评价 A/D 条款结果确认单》纸质版上签字，以保证评审结果的准确性。⑦严格执行保密原则，不得以任何形式泄露评审判别工作过程及评审结论，不得自行修改评审员给出的评审结论，如有违反，将参照相关规定予以处理。

3.评审员行为规范

(1)热爱医院评审工作，刻苦学习，熟练掌握医院评审各项标准，努力提高评审能力和水平。

(2)认真履行评审职责，执行各项评审工作程序，严格按照评审标准、规范、程序和时限完成所承担的评审任务。

(3)恪守实事求是、客观公正的原则，坚持以事实为依据，以评审标准实施细则为准则，对结果予以公平、公正、准确判定。

(4)自觉执行回避制度，按照要求主动申报应回避的医院。

(5)严格执行评审信息保密制度，在接到评审通知后，不准告知医院评审相关信息，不随意散发医院评审培训的有关资料，不泄露医院信息。

(6)坚持依法、科学、民主决策，正确行使评审权力，遵守决策程序充分发挥评审组团队作用。

4.评审员“十不准”规定

(1)不准收受医院赠送的现金、有价证券(卡)、纪念品或礼物，或出现酗酒等影响评审员形象的行为。

(2)不准对医院提出检查项目之外的额外要求，或向医院打听与评审工作无关的商业秘密。

(3)不准降低医院评审检查标准和简化检查评定程序，或以个人的好恶来随意解释和评判评审标准。

(4)不准告诉医院是否通过评审。

(5)不准带随从、助手等其他人员一同参与评审工作或代替评审工作。

(6)不准利用评审员的特殊身份和影响力，为有利益关系的医院通过评审提供便利。

(7)不准在暗访检查中以任何方式向医院及其他相关人员泄露自己的真实身份、行程安排和检查情况。

(8)不准随意留取或泄露医院的有关资料。

(9)不准以辅导、咨询、培训、管理等名义向医院推荐或洽谈与医院评审工作无关的业务事宜。

(10)不准要求、暗示和接受医院安排旅游及其他休闲娱乐活动。

若评审员在评审过程中出现上述任一情形,卫生行政部门、医院评审组织应当及时纠正;后果严重的,应当取消其参与评审工作资格;涉嫌违法犯罪的,移交司法机关依法处理。

5.评审员礼仪

为体现评审工作的严肃性和对医院的尊重,在评审过程中,评审员应注意仪表和礼仪。

(1)评审员应着正装,佩戴评审员胸牌。

(2)评审员在与医院交流时,应礼貌待人、态度谦和,每结束 1 次访谈或得到员工每一次工作配合后,均应说“谢谢”。

(3)在每天晨会和集中反馈会会议开始前,应将手机调为静音状态。

(4)在检查过程中或访谈过程中,除紧急事务外,一律不接电话。

(5)评审员只可在指定地点谈论有关医院事宜,非规定地点一律不得谈论。

6.评审员再评价制度

(1)为提升评审员评审水平、能力和工作态度,规范评审员执业行为,使新周期评审工作有效推进,完成以追踪方法为主要评审模式的工作目标,特设立评审员再评价制度。

(2)各级评审组织应不断完善对评审员的评价体系,包括对其在评审工作中的表现、能力和水平进行再评价的管理机制。

(3)通过跟踪评审员成长的轨迹,了解每个评审员对评审标准的掌握程度、方法应用的熟练度,发现评审员在评审过程中的问题,以便明确培训的指向、增强培训的针对性、检验培训的效果、提高培训的质量。

(4)要建立有效监督评审员行为规范的方式、方法。

(5)各评审机构应建立和不断完善评审员评价方法和考核指标,应用 PDCA 循环管理方式,科学管理评审员,使评审员队伍的质量不断提高,能力水平、人文素质不断提高,成为各级评审机构和各级医院欢迎的、对医院的持续改进能起到真正帮助的一支队伍。

(6)可尝试实施评审员自评、委托单位评价、受评单位评价、结果分析评价等多种评价方式，从多个方面验证评价结果，例如自行填表评价结果、委托单位填表评价结果、医院多种评价结果，以便为相互验证评价结果以供参考。

第二节　门诊质量管理

门诊质量管理是建立质量标准、执行质量标准、评价执行效果，并对质量标准不断完善的过程。门诊质量管理的目标是患者满意、员工受惠、医院可持续发展。

门诊质量管理的主要指标包括工作质量和医疗质量，评价指标则与之相对应。

一、门诊质量管理

(一)工作质量指标

工作质量是指行政管理工作质量，它对医疗工作产生直接影响，具体表现为门诊人员的医疗作风、科室之间的协作、规章制度和工作流程的制订与执行。

1.出诊人员的职称结构

目前在大型综合医院，要求出诊医师为中级职称以上，初级医师和进修生不能单独出诊。

2.考勤制度

出诊医师能否按时出诊、依约出诊，关系到患者能否及时得到诊疗，体现了医师对患者的尊重、对职业的态度，也体现了医院的信用。由此可以使患者对医院和医师有信心。出勤率和在位率的计算公式如下。

$$按时出勤率(迟到、早退)=\frac{迟到和早退人次}{同期出诊人数}\times 100\%$$

$$在位率=\frac{医师实际出诊人数}{同期计划出诊人数}\times 100\%$$

3.仪容与礼仪

仪容与礼仪反映的是工作人员的精神状态、文化素养，昭示了工作人员对患者和家属的尊重程度，是现代医学人性化的具体体现。要求工作人员衣着整齐，穿工作服，按要求佩戴胸卡；医师对患者有迎言送语，并且态度和蔼、认真耐心；护士做到有“七声”，即见面有迎声；诊疗有称呼声；失误时有谦声；操作后有谢声；遇老弱有关怀声；接电话有问候声；患者离去有送声。

4.工作环境与工作秩序

为患者提供安全、舒适的就诊环境。要求诊室定期通风，保持卫生；维护候诊椅、宣传展板、电视等公共用品的完好；消防通道畅通，消防设施齐备；保持挂号、分诊、就诊、检查、缴费等各个环节井然有序。

5.大型医疗仪器设备完好

大型医疗仪器设备处于完好状态，无故障，随时能够满足门诊检查、治疗需要。及时维护，运行良好。

6.检查预约时间和结果回报时间

门诊各项检查能及时安排，预约时间短，最好做到零预约，随到随做。各项检查结果回报时间短，一般不超过 3 天。

(二)医疗质量指标

1.门诊诊断与出院诊断符合率

门诊诊断与出院诊断符合率指患者在门诊经过全面检查后做出的疾病诊断名称与患者住院后确定的疾病诊断名称的符合程度，用百分数表示。此指标直接反映诊断水平的高低。

$$\text{门诊诊断与出院诊断符合率}=\frac{\text{门诊诊断与出院诊断符合人数}}{\text{出院患者总数}}\times 100\%$$

此项指标在不同的医院有不同的要求，一般都要在 85%以上，三级甲等医院要求达到 95%以上。

2.门诊治愈率

门诊治愈率指患者在门诊治疗后症状消失，功能恢复，达到治愈水平的患者人数占全部治疗人数的百分数。

$$\text{门诊治愈率}=\frac{\text{门诊治愈人数}}{\text{同期门诊总人数}}\times 100\%$$

由于疾病的复杂性和临床医师经验、水平的差异，对临床治愈的判定标准存在不一致性，因人而异，有一定的主观成分，因此这一指标的准确性较差，一般作为综合判断治疗质量的指标。

3.门诊手术切口一期愈合率

门诊手术切口一期愈合率指患者在门诊手术室实施无菌手术后切口一期愈合数占门诊手术总例数的百分数。这是反映医院综合管理水平的指标之一。

$$门诊手术切口一期愈合率=\frac{门诊手术一期愈合例数}{门诊手术总例数}\times 100\%$$

4.门诊无菌手术切口感染率

门诊无菌手术切口感染率指在门诊实施无菌手术的切口感染患者数占门诊手术总例数的百分数。一般要求感染率＜0.5%。这也是反映医院综合管理水平的一个指标。

5.3 次就诊确诊率

3 次就诊确诊率指因患同一病症在门诊就诊 3 次就能够明确疾病诊断的患者人数占就诊患者总数的百分数。此指标反映门诊医师的临床经验和诊断水平。

6.复诊率

复诊率指因患同一疾病到门诊就诊两次以上的患者人数占患者总数的百分数。此指标反映门诊的治疗质量和工作效率。

7.漏诊率

漏诊率指经过门诊检查后,应该做出而没有做出疾病正确诊断的患者人数占患者总数的百分数。此指标是反映医师责任心和医疗缺陷的指标之一。

8.误诊率

误诊率指在门诊经过检查后被证实做出错误诊断的患者人数占患者总数的百分数。此指标是反映医师技术水平和医疗缺陷的指标之一。

9.门诊医疗护理事故发生率

门诊医疗护理事故发生率指在门诊医疗护理工作中发生事故的患者数占患者总数的百分数,是反映质量缺陷和医院综合管理水平的重要指标。根据新颁布的医疗事故处理条例,医疗事故是指医疗机构及其医务人员在医疗活动中,违反医疗卫生管理法律、行政法规、部门规章和诊疗护理规范、常规,过失造成患者人身损害的事故。

10.门诊医疗护理差错发生率

门诊医疗护理差错发生率指在门诊医疗护理工作中发生差错的患者数占患者总数的百分数。此指标是反映医疗缺陷的指标之一。

11.门诊输液反应发生率

门诊输液反应发生率指患者在门诊输液治疗发生输液反应的次数占输液总

次数的百分数。此指标也是反映医疗缺陷和管理水平的指标。

12.日门诊量

日门诊量指一天(工作日)门诊就诊患者的总人次。此项指标反映医院门诊的规模和接诊能力,也间接反映医院的医疗技术水平和质量。它既是医疗数量指标,也是医疗质量指标,是集效率、质量、管理于一体的综合性指标。日门诊量又分为普通门诊量、专科门诊量、专病门诊量、专家门诊量、特需门诊量。普通门诊量代表的是就诊患者的一般医疗需求;专家门诊量和特需门诊量在总门诊量中的比重(一般综合医院为25%～30%),则反映了诊疗质量,也是医院技术实力的标志;专科门诊量和专病门诊量的大小,体现了学科和亚学科的特色与实力。

(三)基础医疗质量指标

门诊质量在很多方面体现在基础医疗、护理质量上,要纠正医护人员只重视掌握高新技术而忽视基础工作的做法。

1.病历、处方、检查单的书写合格率

按规定的质量标准来检查门诊病历、处方、检查申请单,书写合格的份数分别占所检查总份数的比例,用百分数表示。随着电子病历在各医院的开发应用,管理者不再用抽查方式检查门诊文书质量,而能够实时检查。通过对门诊医疗文书的过程管理和终末管理,为提升门诊医疗质量提供了有力的支持。

2.护理记录、表格书写合格率

按规定的质量标准检查急诊抢救和观察病房的护理记录、表格,书写合格的份数分别占检查总数的比例,用百分数表示。

3.技术操作合格率

在门诊进行的输液、腰穿、骨穿、胸穿、内镜等操作的合格例数分别占各自操作总数的比例,用百分数表示。

(四)医疗费用指标

1.平均门诊人次医疗费用

平均门诊人次医疗费用指平均每位门诊患者就诊一次所支付的挂号、检查、治疗及药品等费用。平均门诊人次医疗费用＝门诊医疗收费金额(元)/门诊人次数,此指标反映患者在门诊就诊支付医疗费用的平均数。

2.药品费占门诊医疗收费的比例

门诊医疗收费一般由挂号费、检查费、化验费、治疗费、药品费、手术费组成。

药品费占门诊医疗收费的比例应在合理的范围之内。

3.单病种费用

单病种费用是指由当地卫生行政管理部门依据临床路径，测算出某一病种的诊疗费用，作为该病种的基本诊疗费用，推荐给医院和医师参照执行，以便控制费用。最初是应用于临床，目前已开始应用于门诊工作，不仅规范了诊疗流程，也有效地控制了费用。若单病种平均费用高，需重新审视诊疗流程是否存在不合理的环节。

(五)患者满意度

患者满意度是一项重要的质量评价指标，越来越受到医院管理者的重视，是衡量医疗和服务质量的标准。满意度调查通常是采用调查问卷的形式，定期调查门诊患者；门诊值班主任所接受的患者咨询、投诉，也被纳入满意度调查的内容；部分医院设立了随访中心，被访门诊患者的评价也是满意度调查的组成部分。也可借助第三方调查机构帮助医院进行患者满意度调查，这样能更加客观准确。

1.患者满意度的概念

患者满意度是指在一定数量的就诊患者中，对医院提供的医疗服务感到满意感的人所占的比例。

2.患者满意度的意义

对患者进行满意度调查也是质量管理的一项重要工作，调查内容主要包括患者对门诊就医过程、治疗效果是否满意，对检查、治疗措施是否放心，认为医疗费用是否合理，社会对医院整体服务功能是否认可和是否有好的评价。满意度调查结果可作为评价医院管理水平、医疗和服务质量等方面的重要指标，从一个侧面反映医院在社会中的地位和形象，可以为医院改善医疗服务状况，提高整体医疗服务水平，增强医院的社会声誉和竞争力提供重要参考。

3.患者满意度的影响因素

医护人员的服务态度、技术水平和治疗结果是影响患者满意度的主要因素；医院设备、门诊就医环境、秩序及医疗费用对患者的满意度会产生一定影响；患者的主观感受是影响患者满意度重要的、也是最终的因素。另外，调查统计方法对患者满意度的结果也有影响。

二、门诊工作的现状与质量管理的重点

门诊质量管理涉及方方面面，由于患者的首次诊断不在社区，致使大医院患

者多、诊疗时间短等就医不便现象普遍存在;又由于我国未实行主诊医师或首诊医师负责制,医师总是诊治不熟悉的患者,医师对门诊患者诊治不负全责等现状,给管理带来难度,因此其质控的难度较临床科室大。对于门诊管理,只有认识特点,抓住难点和重点,才能真正做好门诊质量管理。

(一)门诊工作人员的特点

1.门诊医师多部门管理

由于目前门诊医师一般有两种管理体制,一种是直接隶属门诊部管理,另一种是隶属临床派出科室管理。因此,对医师的管理也是门诊管理的难点。在门诊,普通医师甚至有些专家不按时出诊,迟到、早退现象比较普遍。有的专家因故不能出诊也不请假,挂出号后无人出诊,影响医院声誉。

2.门诊医师的工作特点

由于门诊患者的诊疗资料由患者自己保管,医务人员无法获取完整的诊疗资料;同时门诊工作对医务人员的时间和精力消耗非常大,无暇从事科研与论文写作,因而普遍认为门诊医师是“三无”医师,即无课题、无论文、无成果。更由于医院与专科对门诊工作重视不够,使得出诊医师抱有临时思想,工作不积极主动。科室不按要求配备医师,日常门诊中无中级或高级职称医师出诊,进修医师比例过大、单独值班或会诊,影响医疗质量。因此,必须加强对各级医师管理,才能确保门诊医疗质量。

3.门诊队伍实力不强

由于在门诊工作的人员一般年龄偏大,部分是因为身体原因不能适应临床工作而被调入门诊,而部分护士因自身业务素质等原因被调入门诊,导致门诊工作人员的层次、质量参差不齐,不能适应新形势下门诊发展的要求,难以把门诊服务质量提高到新的水平。

(二)就诊流程不合理

1.建筑布局不合理

某些医院由于建造时间早,整体规划差,致使医院门诊布局不科学、流程不合理。突出表现:医务人员与患者同一通道进出;门诊与病房患者、传染病与非传染病患者混杂候诊;各种功能检查场所分散,辅助科室缺少导医,候诊室小、候诊椅少,患者没有活动空间;各种标志不清晰,使患者置身于医院就像在迷宫之中;加之停车难、电梯速度慢和缺少商业服务等都会造成就诊不便。

2.看病流程复杂

有关调查显示,多数医院的门诊患者都会不断往返于排队、挂号、候诊、就诊、划价、缴费、候检、检查、再划价、缴费、取药、治疗、离院(或住院)等流程中,门诊患者每次就诊起码要排7～8次队以上(候诊、付费各2次,挂号、候检各1次,治疗及取药各1次),付3次费(挂号费、药费和辅助检查费)。患者到医院就诊每次至少要花费时间1.5～2.5小时,多则1天,而所接受的直接诊查时间最多15～20分钟。

3.信息化水平落后

多数医院信息化程度低,致使患者诊疗程序不畅,给医师、患者均带来诸多不便。有条件的医院应尽快加速信息化建设,以便门诊各项工作均有信息化支撑。

4.辅助检查烦琐

随着科学技术的发展,医院开展的各种辅助检查日益细化,这对诊疗水平的提高无疑是有益的,但因为项目多、检查地点分散、某些检查需要预约、有的需作特殊准备,使患者完成各项检查需要耗费大量时间。若患者就诊后,医师开出了几种检查单,而检查要分别在不同科室进行,因此患者要到不同的检查科室去询问和预约,结果患者往往要花上1～2天时间才能完成检查。据了解,目前尚没有一家医院能在医师给患者开出各项检查单的同时,便合理安排并告知检查的时间,造成许多患者的检查不能在同一天进行,无形中增加了患者在门诊的往返和滞留时间。

5.导医系统不完善

首先,由于缺乏与患者之间的有效沟通及有效的导医,许多患者仍习惯在每天上午8～10时之间去医院看病,结果使每天特定时段就诊的患者过于集中,造成门诊各个环节都要排队等候。再者,有调查报告显示,由于很多患者对就医流程不熟悉,加之门诊的科室多,科室标识不清和告知的位置不明确,在进行各项检查时,约有一半的患者要提出“到哪里去做检查?”之类的问题。可见没有清楚易懂的路标或导医服务系统,容易导致大量患者盲目、无效地移动,增加了医院中患者的流动量和患者的非医疗时间。

6.岗位设置欠科学

长期以来,由于管理理念僵化,管理人员过分强调分工明确、责任到人,门诊各科室的岗位及上岗人员数量固定不变,各司其职,各岗位工作相互不能替代。由于这种管理模式没有考虑就诊患者人流的变动,岗位安排死板,导致各科室工作的忙闲不均。典型的例子是每天8～9时刚上班的挂号处排长队,而收费员则没事干;而9～10时以后收费处开始排长队,而挂号人员则闲着没事干。同样,药房的配药和发药、抽血室和注射室都有类似的情况。

另外，有些患者所在的工作单位管理严格，不易请假，患者只能在下班之后或周末才有时间到医院看病，此时医院大多是不开诊的。而那些开设假日门诊、午诊和夜诊的医院，由于医疗成本及人员配置等原因，这时也很难安排门诊各科都开诊，因此患者始终觉得就诊不够方便。

综上所述，说明现有的门诊流程确实存在很大缺陷。因此，必须引入先进的管理理论和技术，对现有门诊流程进行优化，提高效率，提高质量，更好地为患者服务。

(三)特殊门诊的质量管理

1.专家挂牌门诊质量

专家门诊的质量在很大程度上反映出医院门诊的医疗质量，代表医院的医疗水平，应作为质量管理的重点。专家门诊管理的难点在于专家不能按时出诊。随着患者对质量要求的提高，专家挂牌门诊越来越受到欢迎。因此要制定政策，创造条件，鼓励专家多出门诊。建立专家挂牌门诊的申请、审批制度，进行专家技术水平的资格认定，确保专家门诊质量。建立门诊医师向专家转诊制度，强调专家按时、亲自接诊，禁止他人代替。做好专家专业特长的介绍和宣传。

2.干部门诊的质量

确保高级干部的门诊质量是门诊管理工作的重中之重。高级干部门诊患者多，要求标准高，政策性强，影响大，医疗任务十分艰巨。高级干部人群比较固定，年龄大、疾病多、复诊率高，就诊目的多为取药，不利于医师的培养和医疗技术水平的提高，很多医师不愿意参加高级干部门诊工作。随着社区医师职责的明确，慢性病开药、开化验单可由社区医师完成。因此，在加强教育的同时，要对干部门诊医师采取特殊政策，拴心留人，抓好高级干部门诊质量。

3.健康体检的质量

体检是实现疾病早期发现、早期诊断、早期治疗的关键环节。随着人们健康观念的变化和自我保健意识的增强，健康体检将成为门诊越来越重要的工作，必须加以重视，应作为门诊质量管理的重点。目前存在的问题：一是服务思想不够端正，很多医院把这项工作作为开发创收的途径；二是对参与体检的医师缺乏资格认定，有的医师技术水平与医院的医疗水平不相称；三是主管机构不正规，体检过程不认真。要根据需要，规范体检项目，组织好体检组织，安排有经验的医师专门负责查体，指定专家对体检结果进行综合分析、做出诊断，提出疾病治疗或健康指导意见。

4.医疗保险患者的门诊质量

城镇医疗卫生保障制度改革已全面铺开，将逐步完善。参加医疗保险的患者占门诊患者的比例将会越来越大。医疗保险制定的报销制度非常严格，不同参保人员有不同的报销政策，使医疗服务工作和管理工作难度增大。医保患者的医疗费用控制和审批也非常严格。大型医疗仪器检查和贵重药品的使用受到一定程度的限制。因此，必须做到合理医疗、合理用药，处理好医疗费用与质量的关系，满足医保患者基本的、必要的医疗需要，降低消耗，在看好病的同时要按医保要求控制费用。

三、加强门诊质量控制的主要措施

(一)加强门诊建设是大势所趋

在医疗卫生保障体系中，门诊工作具有特殊的重要性。随着医药卫生改革的不断深化，医疗工作要回归其公益性。加强基层医疗机构的建设，医保中心通过费用的报销比例，调控患者的就医地点，做到小病在社区，大病进医院。因此，医院面临着前所未有的发展机遇和挑战，门诊在巩固和扩大医院的医疗市场上发挥着越来越重要的作用，加强门诊建设是医院建设和发展的必然要求。针对现状，对策如下：一是纠正门诊工作平庸、无技术可学、难出成绩、浪费时间的错误观念，提高门诊工作对医学人才培养重要性的认识；二是纠正把门诊部作为医院安置编余人员和年老体弱人员的传统做法，提高新形势下对门诊需要高素质人才迫切性的认识；三是由被动服务向主动服务、由单一服务向多元服务转变，将门诊向社区延伸，提供预防、医疗、保健、康复等多种形式的服务；四是把门诊部从普通科室向重点科室转变。切实从医院发展的战略高度出发，加强门诊建设，给予重点扶持和倾斜，研究解决门诊建设中遇到的问题，促进门诊质量的不断提高。

(二)建立健全门诊质量保证体系

门诊质量管理是医院建设永恒的主题。建立健全门诊质量保证体系是质量建设的根本要求。

1.建立一支相对稳定的高素质门诊技术干部队伍

门诊医疗质量主要体现在出诊医师的技术水平上，门诊质量控制的关键环节在于对门诊医师的管理。一是建立门诊医师的准入制度。具有主治医师资格以上的人员可出门诊，住院医师、进修医师不能单独出门诊。二是制定各级医师出门诊管理规定。要根据科室的编制和门诊量情况，确定各种专业技术职务医师的数量，保持合理的结构，保证疑难患者三级检诊的落实。规定各级医师出门诊的最高次数，并纳入晋升考核制度。一般高级专业技术职务医师必须每周出1～2次门诊。三是实行岗前培训制度。对轮换参加门诊工作的各级各类人员，上岗前要进行培训，集中学习门诊工作的有关制度和要求，明确门诊工作的主要任务。

2.建立和落实质量保证制度

门诊的各项规章制度都是在长期的实践中不断积累、总结建立起来的，是医务人员的行为规范和医疗准则，必须认真自觉地遵守，切实把执行规章制度作为保证和提高医疗质量的重要手段，特别是与患者生命安危密切相关的制度，必须落在实处。要始终关注并把握影响医疗质量管理、制约质量提高的关键环节，努力寻求提高门诊质量和技术水平的创新点，制定门诊开展高新技术的管理规定。

3.建立医疗服务技术规范，严把质量关

门诊部要结合实际，从适应卫生改革和医学技术发展的需要出发，遵循先进性、科学性、实用性和可操作性的原则，建立健全医疗服务技术规范。门诊各专科、诊区要制定服务规程或技术操作规程，从制度上把好患者诊治过程中各环节质量关。

组织开展门诊质量检查活动。成立门诊质量监控组织，形成质量监控网络，定期或不定期地检查门诊质量，对存在的问题认真研究措施加以解决。通过检查、讲评活动，推动各项制度、措施的落实，达到不断提高门诊质量的目的。

4.在质量管理的重点和难点上下功夫

解决重点和难点问题，会达到事半功倍的效果。要研究门诊工作中遇到的新情况，更新观念，采用科学的管理方法和手段，力争在质量管理的重点和难点上有所突破，特别是解决长期困扰和制约质量建设和发展的关键性问题，带动质量的全面提高。

5.处理好质量管理的几个关系

在门诊质量管理中，处理好以下几个方面的关系，对提高质量十分必要。一是处理好质量与效率的关系。制定的效率指标要切合实际，防止弄虚作假，不能以牺牲质量为代价谋求所谓的高效率。真正的高效率必须是建立在高质量、高水平的基础上。二是处理好质量与成本的关系。在新形势下，医院面临许多困难和挑战。医院要生存、要发展，既要满足患者“治好病，少花钱”的要求，又要承受福利性低价政策和补偿机制不完善造成的资金困难。为此，医院必须通过加强经营管理、降低成本、扩大产出，实现质量-效益的最大化。在诊疗手段的选择上，在不影响质量的情况下要考虑到患者的经济承受能力，把降低医疗成本与提高质量和效率有机地结合起来，既保证质量，又能减轻患者经济负担。三是处理好高新技术与基础医疗的关系。基础医疗质量是医院的根本质量，高新技术在一定程度上代表医院技术水平和特色，只有在基础医疗质量稳定提高的前提下，运用最新科技成果作为提高技术水平的有效手段，才能保证医疗安全和医疗质量不断提高。

（三）优化门诊就医流程

对门诊流程的优化必须坚持以患者为中心，以人为本，实现方便、快捷和流畅的就诊流程。同时，充分利用信息资源，提高工作效率，构建良好和谐的医患关系，树立全新的医院形象，提高医院的竞争力。

1.布局科学合理，营造舒适的就诊环境

通过门诊大厅集成医疗流程的各个项目，融入休闲与服务的新模式，这是目前各医院广泛采用的改善其服务流程的方式。门诊大厅通过设立服务总台，提供医疗咨询、多方位的服务，使患者一进入门诊就能首先感受到导诊护士的微笑服务；也可采取多媒体导医，提供医院的相关信息，如医疗特点、医院布局、专家及特色门诊介绍、就诊指南、诊断项目、药品信息和费用及价格查询等。大厅应设有便利店、餐厅、咖啡座、水吧和背景音乐等，使患者可以在幽雅的环境中就诊、餐饮并享受悠闲的候诊时光；还可设立银行、邮政和礼品屋等，最大限度为患者提供便利。

为了减少患者滞留时间和人流交叉现象，对于门诊功能区的布局分布、科室的楼层分布，都要通过调查、收集数据和科学分析来确定，尽量使相关检查科室集中，并实施统一管理。同时，门诊的各个服务项目应标识清晰，一目了然，并设有绿色通道。

为了防止院内交叉感染，门诊候诊与诊室都要设计为双通道，医患各行其道，互不交叉。同时，医务人员通道还要规划有更衣室、卫生间和休息室等。

对于医技检查室的设置，由于住院患者与门诊患者处在同一诊区候检，容易引起争先恐后、秩序混乱的局面。因此，住院患者与门诊患者、医务人员应使用各自的通道。

此外，发热门诊是由防治“非典”而形成并保留下来的特殊管理形式，在防控H1N1 流感中发挥着重要作用。发热门诊的地点和配置要求设在医院相对独立的区域，保证通风设备良好，禁止使用中央空调，有独立的诊室，有留观区、抢救室、化验室、X 线检查室、药房、挂号室和收费处，保证发热患者与其他患者可以分开，就地检查减少患者的活动范围，缩短就诊时间。发热门诊应划分污染区、缓冲区、半污染区和清洁区，患者及工作人员出入两条线，以便控制和防止交叉感染。

2.通过信息化建设，建立新的就诊流程

医院通过信息化建设，可提高内部信息流动的速度和共享程度，并通过整合，提高各个环节的工作效率。医院实施信息化管理后，门诊采用IC就诊卡，患者可先诊疗后付费，实现结账时一次完成划价并收取挂号费、诊疗费、检查费和药费。同时，通过建立门诊医师工作站，实现电子病历系统、药品和电子计费系统的应用。由此，当需要进行化验检查或治疗时，经治医师只需在网上下医嘱，而患者只需要带门诊手册到收款处交款，便可直接到辅助科室进行检查。这些措施实现了就诊的方便快捷，大大减少了患者无效的就诊时间。

3.建立预约诊疗制度，改变患者就医流程

调查发现，如将就诊患者预约率提高到30%，那么患者在医院的停留时间就会减少2/3；若提高到50%，则使患者减少4/5的停留时间。由此不难看出，建立预约诊疗制度，适时安排患者来就诊，可以减少患者不必要的等待时间，缓解医院的拥挤现象。患者可在医院现场通过人工或自助系统进行预约诊疗；也可通过互联网、手机短信和电话等进行远程预约。患者可在预约后按照相应的时间，直接到达相应诊检部门进行诊检，减少患者在门诊过程中的随机性和盲目性，使无效就诊时间大大减少，提高了门诊资源的利用率。总之，医院预约诊疗改变患者就医习惯，改变涉及门诊医疗服务流程、资源配置、医疗服务质量与效率等一系列指标。随着新医改进程的不断深化，门诊预诊患者的比例将逐步达到100%实现。

4.实行一站式服务，方便体检人员

对于体检流程的设计，解决了体检项目多、分布散乱、患者有效就诊时间少、患者空腹时间太长等问题。实行体检一站式服务，体检中心自成体系，把接待室、餐室、抽血室和各科查体室等集中在一起。体检人员不出中心，不与门诊患者接触，即可完成检查。

5.实施“变频工作制”，优化人员与设施的配置

研究显示，一年之中5～8月份是内科患者就诊的高峰季节，而11月、12月、1月和2月是内科患者就诊的低谷期。一周之中，星期一、星期二是内科患者就诊的高峰期，而眼科、五官科、皮肤科、口腔科和中医科的星期六门诊量较大。对于不同的病种来说，一些疾病也有一定的季节性发病规律，如秋冬季为呼吸道疾

病的高发季节,夏季为肠道疾病的高发季节。对于同一天的不同时间,患者就诊也有一定的规律。因此,可以根据患者就诊的流量变化,遵循患者就诊规律,合理安排工作,使人员与设施资源配置达到最优化。

6.开设午、夜和节假日门诊,满足群众的需要

为满足上班族、上学族患者在夜间、中午和节假日就诊的需求,将白天的患者分流,缓解白天看病难的矛盾,医院可因地制宜,结合自身实际,推出夜间门诊、午间门诊和节假日门诊服务。在这期间,若专家不能出诊,可制定措施,由导医带患者到病区就诊,充分利用病房资源,最大限度地满足患者的需要。

7.设立医患沟通办公室,及时化解医疗纠纷

为使患者的投诉能立即得到回应,防止纠纷升级,医院设立医患沟通办公室,集中接待和处理患者的投诉,可以避免各部门互相推诿,及时缓解矛盾。

在医疗服务流程上,对患者的就诊流程整体规划,精细安排。在医院门诊楼外广场、门诊大厅和就诊区进行三级分流,最大限度地利用空间,给患者营造舒适的感觉。

(四)建立健全双向转诊机制

双向转诊是我国建立医药卫生保障制度,科学配置有限卫生资源,合理引导医疗服务消费,落实分级检诊,解决“看病贵,看病难”,实现大医院、社区医院和患者三赢的就诊方式。

1.双向转诊的方式

目前,双向转诊有以下几种方式。

(1)双向转诊由大医院直接办理,即由卫生区域中的大医院直接对社区办理所有的双向转诊事宜。

(2)兼并:由大医院与社区医院合并,建立必要的兼并条件,实现双向转诊事宜。

(3)托管:社区医院或下级医院的双向转诊全部由大医院托管代办。

(4)协作:实现大医院对社区的对口支援和协作。

(5)建立区域卫生服务中心:在特定卫生区域、卫生行政管理部门组织下,能够协调区域内大医院和社区医院与患者之间的需求的卫生服务中心,安排双向转诊事宜。

2.双向转诊的必要性

(1)能够优化资源配置,最大程度地方便患者就医,降低费用和等候时间,实现小病进社区,大病进医院。

(2)大医院和社区医院由竞争关系变为互补关系，在区域规划的框架内，界定各级医院的责任和经济权益，以获得更好的社会效益和经济效益。

(3)大医院不仅可以在医疗问题上有效解决社区医院上送的危急重患者，还可以对社区医院在教学、科研和管理等方面进行传帮带，使社区医院的医教研水平得以提升。

3.建立运营机制与管理制度

建立双向转诊制度是实现其预期的社会与经济效益的先决条件，其要点包括以下内容。

(1)双向转诊的原则：如统筹有序原则，患者自愿原则，分级检诊原则等。

(2)双向转诊的流程：涉及下级医院上转和上级医院下转所必须的条件、工作流程，界定双方与患者的医疗及经济责任。

(3)双向转诊的条件和指征：主要是患者需要转诊的病种、分型和各种临床指征，促使更好利用大医院与社区医院的比较优势，得到更好的治疗效果和可能性。

(4)建立健全保障条件：主要涉及医疗风险控制、保险机构的介入、双向转诊的组织协调和建立双向转诊的绿色通道等。

4.双向转诊须注意的问题

从大量的调研情况来分析，双向转诊的问题包括以下几点。

(1)向上转诊容易，向下转诊难。下级医院或社区医院向上转送患者可以很方便，而大医院向下转诊较为困难。原因：第一是收入问题；第二是社区医院药品配备范围小；第三是社区医院诊疗设备无论是从种类还是从技术水平来说，均与大医院有差距，不能满足患者的后续治疗和期望值。

(2)大医院分科较细，多数是专科的高手，而社区内大多数是身患多种疾病的老年患者，资源不能充分对接。

(3)流程不畅，效果不佳。

(4)患者不信任社区医院，大医院医师不情愿到社区医院行医。

5.需要注意和解决的问题

(1)加强统筹规划，组织协调和管理。双向转诊应成为卫生区域规划的内容，而不仅仅是单个大医院与某社区医院的对口合作关系，因此应在卫生行政管理部门的统一安排下进行。

(2)加强社区医院的基础建设，包括人才培训、服务设施的完善、药品配备和医疗器械装备等，使社区医院承担应有的卫生服务功能，从根本上改变人们的就医观念。

(3)加强制度建设。双向转诊的制度建设是一个系统工程，它涉及双向转诊的处置原则、转诊流程、转诊标准和指征的规范，以及相关医院与患者的责任与权益等。

(4)加强卫生行政、物价管理、医疗保险和法律服务等部门的协调与合作，使双向转诊这一利国利民的行医模式得到健康的发展。

第三节　急诊质量管理

一、医院急诊的基本概念

医院急诊是一门新兴临床医学专业，可以贯穿院前急救、医院急诊、危重病监护等医疗过程，包括心肺复苏、现场急救、创伤急救、急性中毒、急危重病、儿科急诊、灾害救援的理论和技能等。急诊医疗的主要任务是对不可预测的急危病(症)、创伤，以及患者的主诉进行初步评估判断、急诊处理、治疗和预防，或对受到人为及环境伤害的患者给予迅速的内、外科及精神和心理救助。

二、我国急诊医疗服务体系

我国完整的急诊医疗服务体系是遵循院前急救、医院急诊、危重病监护三位一体的发展模式。

(一)院前急救

院前急救是指到达医院前急救人员对急症和(或)创伤患者开展现场或转运途中的医疗救治，急救人员也可以包括经培训的非专业人员。院前急救机构包括急救中心和各级急救站点，也可以是承担院前急救任务的医院急诊科。其主要任务：①对求救的急危重症和创伤患者进行现场生命支持，包括快速稳定病情和安全转运。②对突发公共卫生事件或灾难事故进行紧急医疗救援。③在特殊重大集会、重要会议、赛事和重要人物活动中承担预防意外的救护。④承担急救通信指挥，是联络急救中心(站)、医院和上级行政部门的信息枢纽。⑤参与非专业人员急救知识的普及和培训。

院前急救作为急诊医疗服务体系的重要组成部分，对其技术指标的评价可以控制急救医疗服务质量。其技术指标有以下几点。

1.院前急救时间

院前急救时间:①急救反应时间是从接到求救电话到派出救护车抵达需要救援现场的平均时间,受到通信、交通状况、急救人员数量、车辆配置、急救站点分布、急救半径等因素的影响。国际目标要求为5～10分钟。②现场抢救时间是急救人员在现场对伤病员救治的时间。要视伤病员情况是否允许安全转运而定,也根据是否急需送往医院接受关键性治疗的要求而定。③转运时间是从现场到医院的时间,往往取决于交通状况、有能力接受危重伤病员的医院的分布等因素。

2.院前急救效果

除上述影响急救反应时间的因素外,急救设施的装备、急救人员的素质和急救技术水平,以及院前急救系统的管理水平都会影响急救的实际效果,如院前心脏骤停的复苏成功率常作为评价急救效果的主要客观指标之一。完善急救设施建设、提高急救技术和管理水平、实施标准化急救流程都是非常必要的。

3.院前急救需求

随着人们对院前急救的认识和了解,院前急救需求也在不断增加,能否满足对救护车和及时出车的需求,救护车值班数量、分布,对急救电话的反应,急救人员素质等都会制约需求的满足。对突发公共卫生事件或灾害事故的紧急救援能力也是衡量满足需求的重要指标,同时要求急救医疗机构与其他救援机构的相互协调,共同完成重大灾害事故的救援任务。从这一角度看,院前急救也是政府通过急救机构向公众提供急救医疗服务的重要方式。

(二)医院急诊

医院急诊是医疗急救服务体系中最重要而又复杂的中心环节,处于医院医疗工作的第一线,承担24小时不间断的各类伤病员的急诊和紧急救治任务。医院急诊的处理能力及医疗质量反映了医院管理、医护人员素质和急救技术的综合水平。

医院急诊科作为一个跨多学科专业的二级临床学科,在医院中是应具有相对独立的工作区域,应是设置布局合理,急救设施齐备,人员固定,能承担医疗、教学和科研的综合性科室。其主要任务是担负急诊伤病员院内急诊和部分危重症患者的急诊监护治疗,也可根据所在地区特点参加院前急救;医院急诊又面向整个社会,承担大量非急诊患者的门诊工作。合理处置和分流病员,准备应对随时可能发生的成批量伤病员的急救,充分利用好有限的急救资源是医院急诊中需要特别注意的问题。组织协调好医院各专业科室参加急诊会诊、救治,尽快收容危重患者入院治疗也是急诊工作的职责。急诊分诊要根据病情的轻、重、缓、急分为以下5类。

1.急需心肺复苏或生命垂危的患者

急需心肺复苏或生命垂危的患者要刻不容缓地立即抢救。

2.有致命危险的危重患者

有致命危险的危重患者应在5～10分钟内接受病情评估和急救措施。

3.暂无生命危险的急诊患者

暂无生命危险的急诊患者应在30分钟内经急诊检查后,给予急诊处理。

4.普通急诊患者

普通急诊患者可在30分钟至1小时内给予急诊处理。

5.非急诊患者

非急诊患者可根据当时急诊抢救情况适当延时给予诊治。

经过急诊诊治的患者根据病情决定,给予急诊手术、入院治疗、危重症监护治疗、急诊留观、转专科门诊或离院等处理。

医院急诊科可根据所在区域的实际情况实施多种运行模式:①具有相对独立的综合诊治能力,可以解决大多数急诊的内、外科问题,对急诊危重症、创伤病情进行初期评估和处理。②仅能解决部分急诊内科问题,要依靠各专科参与急诊、会诊和收容。③较不发达地区的急诊仍只提供分诊和简单处置后收入院。根据我国医院急诊发展现状,许多急症就诊的患者一时难以明确其专科诊断,或者患者合并多器官功能障碍和(或)衰竭,造成专科收容的困难,使大量急危重症患者较长时间滞留在急诊科。这就要求医院急诊具备对各类疾病的综合诊治能力,从而使我国很多地区的较大规模医院急诊科具有危重病监护、疑难病诊治和创伤救治的功能。

(三)急危重病监护

急危重病监护在国外发达国家医院中很少设置独立的急诊危重病监护室,但急诊抢救区内具备全面且高效的抢救和监护的功能,即抢救床单位都有完备的监护设备,能进行生命及器官功能支持。在急诊医学发展较完善的发达国家,对急诊危重患者在急诊停留的时间有所要求,甚至用24小时危重病监护的概念,为使危重患者在急诊停留时间不超过一整天,目的是随时提供一个快速、有效的急救资源。急危重症患者入住重症监护病房(intensive care unit,ICU)有标准,住在ICU的时间本身就是一项评价医疗效果的指标,在急诊和ICU停留的时间已用于衡量医疗质量。

根据我国现阶段医疗资源分布不平衡的状况，在我国较大的综合型医院急诊科中建立急诊危重症监护病房(emergency intensive care unit，EICU)已是很普遍的现象。因为，急诊救治的危重症患者难以按时间要求收入院，急危重症患者在急诊科长时间停留更需要实施严密监护，这类危重患者的特点：①心肺复苏后生命指征不稳定，需要持续循环、呼吸支持。②病情垂危已不能搬动、转运。③只需要短时间监护救治即可治愈，无须再住院治疗。④其他专科难以收住院的危重患者。

EICU 从急诊综合救治的理念和急诊实际功能上已得到肯定，但从 EICU 各项质量控制指标上，让所有急诊科建立起标准化的 EICU 还很难实现，因为 EICU 对环境的要求较高，如消毒隔离、空气洁净等。急诊危重病抢救中医务人员、医疗器械、物品快速频繁流动，常会导致 EICU 的质量控制标准难以实现，实际上形成了 EICU 半开放的监护环境特点。EICU 建设应更注重快速、有效的抢救，加强各器官功能的监护与支持，如对急性冠脉综合征患者进行早期诊断，实施静脉溶栓或冠状动脉介入治疗；对社区获得性感染的危重患者采取早期危险评估、经验性初始抗感染治疗、液体复苏和器官功能支持；对急性中毒患者采取反复洗胃、活性炭吸附、血液灌流和器官功能支持；对暂无手术适应证的创伤患者采取生命支持和治疗等。

总之，建立 EICU 或监护床单位要更注重对急危重症患者连续的急救，加强监护治疗，适时收入院优化后续治疗的救治流程，以控制危重患者的救治质量和效果。

(四)灾害与紧急救援

随着自然和人为灾害事件的增加，公共卫生事件频繁出现，灾害和紧急救援也成为医院急诊的重要工作之一。以往认为，灾害救援只是政府与社会的职责，医院仅承担相应的医疗工作，但随着社会的发展和需求的增加，使得医院急诊科越来越关注灾害救援的知识和技能准备，也需要对参与群体灾害救援的医务人员进行集体配合的培训和演练。

急诊科在重大抢救时，特别是突发公共卫生事件或群体灾害事件的重大抢救，需要全院各部门通力参与和合作，成立以主管院长为首的领导小组，包括业务副院长、医务处、门诊部、急诊科及相关科室主任、护士长。按照抢救预案流程，组织抢救的实施与协调。

三、医院急诊科的基本设置

医院急诊医疗救治是整个医院医疗工作的重要环节，医院急诊患者因病情多变、情况复杂，急诊医疗的重点必须首先放在抢救生命、稳定病情、减轻病痛方面，尽可能减少对院前和(或)院内救治的各种延误。所以，三级以上的医院中必须设置独立的急诊科，以完成医院 24 小时所担负的各类急危重伤病员的急诊和抢救工作。

(一)医院急诊科的设置

急诊科应选设在医院内能快捷到达的独立急诊救治区域，为急诊患者提供最及时的急诊服务，以争取抢救时机。急诊入口应通畅，设置无障碍通道，方便轮椅、平车出入，并设有救护车通道和专用停靠处，有条件的话可设置急诊患者和救护车分别出入通道。急诊科应有明显的标识，以方便引导患者急诊。应设有明显的“绿色通道”标识，其他辅助部门也应设有“绿色通道优先”标志，为急危重患者抢救提供方便。

1.急诊医疗功能区

按照急诊医疗功能区划分，分为以下几个区域。

(1)分诊处：承担分诊的护理人员进行初检分类、检查基本生命指征，将急诊患者按照轻重缓急进行分类，引导急诊患者前往相对应等级的工作区域。此处设有专门传呼(电话、传呼、对讲机)装置。

(2)就诊室：急诊医师进行急诊问诊检查、医疗文件采集和开具医嘱的区域。候诊区应宽敞，就诊流程便捷高效。儿科诊室可根据儿童的特点，提供一个适合患儿的较温馨舒适环境。

(3)处置室：进行相对简单和快捷急诊处理的区域。

(4)抢救室：急诊患者生命指征不平稳需要紧急抢救的区域，或心肺复苏的区域。抢救室应设在最接近急诊入口处，方便立即抢救伤病员，抢救室应备有急救药品及各类处于备用状态的设备，抢救室内应具备必要时实行紧急外科处理的功能。

(5)观察室：根据医院需求设一定数量的观察床，对不能离院或暂不能收容的急诊患者进行留观，需要进行急诊临床观察，以便明确病情，进一步治疗。

(6)急诊监护室：生命指征不稳定需要持续循环、呼吸支持；病情垂危已不能搬动、转运；只需要短时间监护救治即可治愈，无需再住院治疗；专科难以收住院的危重患者在此区域进行监护和加强治疗。

(7)急诊手术室:有条件的医院急诊科可设急诊手术室,须符合国家制定的标准手术室规范。

(8)辅助功能区:对有条件的医院应尽可能在急诊科内设急诊手术室,急诊检验室,急诊X线、CT、超声检查室,急诊药房,尽可能设置在一个医疗平层,以缩短急诊检查、抢救半径,也避免患者家属反复往返于各类检查途中。

2.主要急救药品及仪器设备

(1)急救药及物品类别:中枢神经兴奋剂、升压药、降压药、强心药、利尿及脱水药、抗心律失常药、血管扩张药、镇静剂、止痛、解热剂、止血剂、解毒药、止喘药、纠正水电解质酸碱平衡失调类药、各种静脉补液液体、局部麻醉药、抗生素类药、激素类药物;各类敷料、包扎固定用材等。

(2)仪器设备:心电图机、心脏起搏/除颤器、心脏复苏机、呼吸机、便携式超声仪、心电监护仪、吸引器、给氧设备、洗胃机、床旁X线机等。

(3)急救器械:一般急救搬动、转运器械,各种基本手术器械。

(二)急诊科人员配置及管理

1.急诊科主任

急诊科主任应是从事急诊医学专业工作多年,有较丰富临床经验的高级职称的学科带头人,并按《全国医院工作条例》规定,实行科主任负责制。科主任能够解决急诊医疗重大及疑难问题,可带动学科发展和建设,善于管理,具有处理各类紧急医疗事件和纠纷的协调能力。可配置副主任2名,副主任应是急诊专业人员,能够协助主任负责急诊医疗、教学、科研等业务工作,以及科内行政事务工作。

2.急诊科护士长

急诊科护士长主要负责全科护士的管理和带教工作,依各院实际情况聘请从事急诊护理工作10年以上的主管护师、副主任护师或主任护师担任。

3.急诊医师

急诊医师应具有本科以上学历,经3年住院医师规范化培训,必须具有临床经验,按照《中华人民共和国医师法》的规定,承担急诊内、外科医疗工作。今后应逐步任用经急诊专科基地培养考核并准入的急诊医师,使从事急诊工作的医师更加专业化、规范化。

4.急诊值班医师

在病员多的三级医院中除由急诊专科医师担负主要值班工作外,还应安排专门妇产科急诊、儿科急诊、眼科急诊、耳鼻喉科急诊的值班医师。急诊进修医师和实习医师不得单独承担急诊值班工作。

5.急诊专业人员

急诊科医师应固定，人员不少于在岗人员的75%，有利于建立急诊专业队伍。急诊专业人员要不断提高专业水平，并培养出有专长的急诊专业人才。因为急诊一线医疗工作受一定年龄限制，部分年资高的急诊医师可向综合内科、全科医学专业或者某一急诊专科方向发展，提倡一专多能。

6.急诊基本技术

急诊各级医师必须熟练掌握心肺复苏、气管插管、深静脉穿刺、动脉穿刺、电除颤、呼吸机使用及创伤急救等各项技术。

7.其他急诊人员

要求医院其他专科高年资住院医师在晋升主治医师前必须在急诊科轮转培训，时间不少于半年，医疗工作由急诊科统一安排。内科、外科、妇产、儿科等临床科室，应定期派本科医师接受急诊、急救技能培训，以提高临床医师的整体急救素质和整体护理的能力和水平。

8.急诊护士

急诊护士有别于其他临床科室的护士，除掌握常规护理技术外，还应能进行急症判断、分诊，熟练掌握心肺复苏、洗胃、微泵输液、电除颤等急救技术，以及复苏、休克、昏迷、颅脑外伤、脊髓损伤等患者的急诊护理。还应注重培养急诊护士良好的心理素质。要加强急诊护士包管患者的工作，加强护士对患者的整体护理的能力，以提高急诊救治的整体效果。

9.其他

急诊科根据实际需要配置保安、担架员、陪护员和保洁员等(表5-1)。

表5-1　急诊科医护人员设置

急诊量（日平均人次）	抢救量（日平均人次）	观察床位数	日观察人次	医师（人）	护士长（人）	护士（人）	护理员（人）
≤100	4	10	12	12～14	1	25～30	2
101～200	8	15～20	20	18～21	2	40～50	2
201～300	12	21～30	25	24～26	2	50～60	3
301～400	16	31～40	30	27～28	3	60～70	3
401～500	20	31～40	30	29～30	3	70～80	4
≥500	20	31～40	30	31～40	3	80以上	4

10.急诊医师培训

(1)急诊医师应由本科毕业后在卫健委认可的急诊医师专科培训基地经过3年系统培训,完成各种必须轮转的科室(急诊2年,其他专科轮转1年),掌握要求培训的理论内容和基本技能操作。3年培训期满经过统一考试(理论)、临床和技术操作考核合格,由当地市卫生部门发给合格证书,成为急诊专科医师。

(2)急诊住院医师在急诊科工作2年,其中1年担当住院总医师,理论考试和临床技术操作考试合格,可取得晋升主治医师的资格。

(3)因急诊专业涉及并需熟练掌握多种急救技术,为确保患者抢救的实际效果,急诊医师应定期进行急救技术的复训,间隔时间以2年为宜。

四、急诊医疗基本原则

任何急性发病或意外伤害均可能在很短时间内威胁患者生命,造成伤残、痛苦和影响临床预后,因此,及时判断评估伤情、病情和给予紧急处理均属急诊医疗主要范围。最常见的急诊伤病:急性心脑血管疾病、内外科各专业急性病症、各类创伤、急性中毒、环境及理化因素损害,妇产科、儿科、眼科、耳鼻喉科、口腔科和皮肤科急症,社会行为异常伤害,突发公共卫生事件急救,重大事件的急救医疗保障,突发灾害事故伤害致出现成批伤病员的急救。

(一)急诊"救人治病"的原则

急诊发展的理念中强调"救人治病",即将抢救生命作为第一目标。在急诊实际工作中患者最突出的表现是急性症状,因为急诊患者病情多变且复杂,往往一时很难明确临床诊断,如病情危急时,重点应放在立即抢救生命、稳定病情上。急症抢救有很强的时限性,要尽可能减少院前和(或)院内医师救治时间的延误。更要强调"黄金时间"是从致伤、发病起计算时间,缩小时间窗。只有生命指征稳定,才能赢得确定诊断和针对病因治疗的时机,不能把时间浪费在繁杂的检查和诊断过程中,要在医疗制度和抢救流程上规定救命优先的原则。可以说,急诊救治真正反映一个医院的综合医疗水平,也折射出一个社会对生命尊重的文明程度。

(二)急诊医疗要实行首诊负责制

急诊值班医师应有调动所有相关科室人员参与急诊抢救、会诊和收受患者入院的权利。不得受医疗专科的限制,杜绝医院、科室和医师间相互推诿患者的现象。对经过多次急诊和辗转多个医院未能明确诊断的急诊患者,应适当放宽急诊处理条件,避免因强调急诊就诊条件而贻误病情,甚至酿成医疗事故或纠纷。医院应该充分认识急诊在整个医院医疗中的重要作用，并且担负一定的社会公益职能。医疗行政管理部门应建立无医疗保险、无经费急诊患者的统一支付制度，以利于医院急诊的管理和健康发展。

五、急诊质量的控制

急诊科的工作质量评价，主要包括急诊服务质量和急诊医疗质量两个方面。

(一)急诊服务质量

急诊科服务质量是指急诊医护人员服务态度。急诊医护人员对待一切来诊的急诊患者都应主动、热情、耐心、周到服务，以患者为中心开展急诊医疗，以使患者满意为目的。

(二)急诊医疗质量

急诊医疗质量主要指接诊、检查、处理、抢救的工作效率与分诊、诊断、治疗准确率。具体可参照原卫生部颁发的《医院分级管理标准》评价本单位急诊医疗质量。可参照以下标准：①急诊分诊准确率达到90%以上。②急诊抢救成功率达到80%以上。③急性心肌梗死患者死亡率降至10%以下。④观察室留观的人的诊断符合率达90%以上。⑤病历、病程记录和护理记录及时、准确、完整。⑥尽量减少差错，杜绝责任事故。⑦急救器材、药品齐全，完好率100%。医院每年应召开一次急诊工作会议，主要讨论解决急诊工作的相关问题。加强急诊科建设，建立健全急诊医疗工作的行政管理制度，规范急危重患者救治的各项诊疗措施、急诊工作流程、急救设备，以改善急诊工作，提高急诊救治品质，以便更好地为急危重伤病员服务；适应急诊医疗、科研、教学和突发事件的各类需求。

第四节　病案质量管理

一、病案质量管理的任务

病案质量管理是医院质量管理的重要内容，其主要任务是制定管理目标、建立质量标准、完善各项规章制度、进行全员病案质量教育、建立指标体系和评估系统，并且定期评价工作结果，进行总结、反馈。病案质量管理任务的实施对于提高医院的医疗水平和服务水平有着重要的意义。

(一)制订病案质量目标和质量标准

根据病案工作的性质和规律,制定病案质量管理总体目标,结合每个岗位和每个工作环节制定岗位目标。加强质量意识,充分调动各级医务人员的积极性,有的放矢地向预期的理想和方向努力。在此基础上,建立健全病案质量管理体系和安全有效的医疗管理机制,以保障质量目标的实现。推进病案工作向规范化、制度化发展,以保证和巩固基础医疗和护理质量,保证医疗服务的安全性和有效性。

(二)进行全员病案质量教育

为了提高医务人员的质量意识,有组织、有计划、有系统地对参与病案质量的医疗、护理、技术人员进行质量管理相关理论和专业知识的教育和培训。加强医务人员参与质量管理的积极性、主动性和创造性,明确每个工作人员对病案质量所负的责任和义务。注重病案形成全过程的环节质量,自觉地遵守职业道德,各尽其责,使病案整体质量不断提高。

(三)完善各项规章制度

完善的管理制度,是确保病案质量控制工作持续、规律开展的根本。因此,要根据医疗、科研、教学需要,要以国家卫生法律、法规为依据,结合病案工作的实际,制定和完善一系列病案管理制度和各级人员岗位责任制。按病案的流程,把各项工作规范到位;按规章制度,把质量管理落实到位。只有把各级医务人员的责、权、利明确,各项工作才能更加科学、规范。

(四)建立指标体系和评估系统

病案质量监控主要是建立指标体系和评估系统,通过评估检查是否达到设定的标准,可以促进病案质量控制更加科学、不断完善。不仅能够了解各级医务人员履行各自职责的情况,还能够对质量目标、各项标准和制度进行监测和评价,不断发现问题,随时对质量目标、标准和制度进行修改,使质量体系更加完善。

(五)定期总结、反馈

根据不同时期,对质量实施过程中的成绩和问题进行总结、反馈,定期评价工作结果。通过对比分析,找出差距,嘉奖鼓励先进,对存在的问题进行客观分析,总结提高。这有利于不断确立新的目标,促进病案质量管理良性循环,保证病案质量控制的效果。

二、病案质量管理的内容

病历书写质量反映着医院的医疗质量与管理质量，是医院重点管理工作。病历书写质量监控是全过程的即时监控与管理，以便及时纠正在诊疗过程中影响患者安全和医疗质量的因素，促进医疗持续改进，为公众提供安全可靠的医疗服务。

（一）病案书写质量管理的目的

1.医疗安全目的

以患者安全为出发点，对诊疗过程中涉及的落实医疗安全核心制度的内容进行重点监控，包括首诊负责制度、三级医师查房制度、分级护理制度、疑难病例讨论制度、会诊制度、危重患者抢救制度、术前讨论制度、死亡病例讨论制度、查对制度、病案书写基本规范与管理制度、交接班制度、技术准入制度等，是医疗质量管理的关键环节，在病历中能够真实体现实施过程。

2.法律证据目的

以法律、法规为原则，依法规范医务人员的诊疗行为，如医师行医资质；新技术准入制度；各种特殊检查、治疗、手术知情同意书签署情况及其他需与患者或家属沟通履行告知义务的文件；输血及血制品使用的指征；置入人工器官的管理；麻醉药品、精神药品等药品的使用及管理制度等。可以通过病历记录，对以上法规的执行情况进行监督和管理。

3.医学伦理学目的

重视在病历书写中贯穿的医学伦理特点，科学、严谨、规范地书写各项记录有利于规范医疗行为，保护患者安全。医疗中的许多判定往往是医疗技术判断和伦理判断的结合。具体的病历书写可以体现医师伦理道德，例如在病史采集过程中，临床医师全面和真实地收集与疾病相关的资料，了解病史及疾病演变过程并详细记载；病情分析记录反映了医师周密的逻辑思维，体现医疗过程的严谨和规范；治疗中坚持整体优化的原则，选择疗效最优、康复最快、痛苦最小、风险最小、副损伤最小、最经济方便的医疗方案；知情同意书中对患者的权利尊重等，都是医学伦理的具体实践，也是医学伦理对临床医师的基本要求，是病历质量监控不可忽视的内容。

4.医师培养目的

病案书写质量管理可以促进医师培养临床思维，病历真实地记录了医师的临床思维过程。通过病历书写对疾病现象进行综合分析、判断推理，由此认识疾病、判断鉴别、做出决策。例如，在书写现病史的过程中培养了整理归纳能力和综合分析能力；诊断和鉴别诊断的书写过程，能够培养医师逻辑思维方法，以及对疾病规律的认识，将有助于更客观、更科学的临床决策，提高医疗水平。

(二)病历书写质量管理的内容

病历书写质量管理的范围包括急诊留观病历、门诊病历和住院病历的书写质量。应按照原卫生部《病历书写基本规范》对病历书写的客观、真实、准确、及时、完整、规范等方面进行监控。

1.病历组成

住院病历的重点监控内容包括病案首页、入院记录、病程记录、各项特殊检查及特殊治疗的知情同意书、医嘱单、各种检查报告单和出院/死亡记录等。

(1)住院病案首页：在患者出院前完成住院病案首页，书写质量要求各项内容填写准确、完整、规范，不得有空项或填写不全。在首页填写的各项与病历内容相符合。重点是确保出院诊断中主要诊断的正确性和其他诊断的完整性。

(2)入院记录：入院记录应在于患者入院后24小时内完成，质量监控包括以下几点。①主诉：主诉所述症状(或体征)重点突出、简明扼要。具体部位及时间要准确，能反映出疾病的本质。当有多个症状时，要选择与本次疾病联系最密切的主要症状。②现病史：现病史内容要求全面、完整、系统。要科学、客观、准确地采集病史；能够反映本次疾病发生、演变、诊疗过程；重点突出，思路清晰。考查书写病历的医师对病史的了解程度和对该疾病的诊断、鉴别诊断的临床思路。③既往史、个人史、月经史、生育史、家族史：既往史、个人史、月经史、生育史、家族史要简明记录，不要遗漏与患者发病有关联的重要病史及家族史。④体格检查：体格检查的准确性，阳性体征和有鉴别意义的阴性体征是否遗漏。

(3)病程记录：病程记录按照《病历书写基本规范》的要求完成各项记录。①首次病程记录：首次病程记录即患者入院后的第一次病程记录，应对主诉及主要的症状、体征及辅助检查结果高度概括，突出特点。提出最可能的诊断、鉴别诊断及根据，要写出疾病的具体特点及鉴别要点，以及为证实诊断和鉴别诊断还应进行哪些检查及理由。诊疗计划要具体，并体现最优化和个体化治疗方案，各项检查、治疗要有针对性。②日常的病程记录：日常的病程记录应简要记录患者病情及诊疗过程，病情变化时应及时记录病情演变的过程，并有分析、判断、处理及结果；重要的治疗应做详细记录，对治疗中改变的药物、治疗方式进行说明。及时记录辅助检查异常(或正常)结果、分析及处理措施。抢救记录应及时记录患者的病情变化情况，抢救时间及措施，参加抢救的医师姓名、上级医师指导意见及患者家属对抢救、治疗的态度及意愿。出院前一天的病程记录，内容包括患者病情变化及上级医师是否同意出院的意见。③上级医师查房记录：上级医师查房记录中的首次查房记录要求上级医师核实下级医师书写的病史有无补充，体征有无新发现；陈述诊断依据和鉴别诊断，提出下一步诊疗计划和具体医嘱；三级医院的查房内容除要求解决疑难问题外，还应有教学意识并体现出当前国内外医学发展的新水平。疑难或危重病例应有科主任或主(副主)任医师的查房记录，要记录具体发表意见医师的姓名、专业技术职称及意见，不能笼统地记录全体意见。④会诊记录：应包括患者病情及诊疗经过，申请会诊理由和目的；会诊记录的意见应具体，针对申请会诊科室要求解决的问题提出诊疗建议，达到会诊目的。⑤围手术期相关记录。术前小结：重点是术前病情，手术治疗的理由，具体手术指征，拟施手术名称和方式、拟施麻醉方式，术中、术后可能出现的情况及对策。术前讨论记录：术前准备情况和手术指征应具体、有针对性，能够体现最佳治疗方案；在场的各级医师充分发表意见；对术中可能出现的意外有防范措施。新开展的手术及大型手术须由科主任或授权的上级医师签名确认。麻醉及麻醉访视记录：麻醉医师重点监控患者生命体征、麻醉前用药、术前诊断、术中诊断、麻醉方式、麻醉期间用药及处理、手术起止时间、麻醉医师签名等准确记录，与手术记录相符合。术前麻醉访视记录重点是麻醉前风险评估、拟实施的麻醉方式、麻醉适应证及麻醉前需要注意的问题、术前麻醉医嘱等。术后麻醉访视记录重点是术后麻醉恢复情况、生命体征及特殊情况如气管插管等记录。手术记录：应在术后 24 小时内完成，除一般项目外，术前诊断、术中诊断、术中发现、手术名称、术者及助手姓名应逐一填写。详细记录手术时体位、皮肤消毒、铺无菌巾的方法，切口部位、名称及长度，手术步骤；重点记录病变部位及大小、术中病情变化和处理、麻醉种类和反应、术后给予的治疗措施及切除标本送检情况等。手术安全核查记录：对重点核查项目监控，包括患者身份、手术部位、手术方式、麻醉和手术风险、手术物品的清点、输血品种和输血量的核对记录。手术医师、麻醉医师和巡回护士要核对、确认和签名。

(4)知情同意书在进行特殊检查、治疗、各类手术(操作)前，应向患者/家属告知该项手术或检查、治疗的风险，须签署知情同意书；在患者诊治过程中医师需向患者/家属具体明确地交代病情、诊治情况、使用自费药物等事项，并详细记录，同时记录他们对治疗的意愿，如自动出院、放弃治疗者须有患者/家属签字。各项知情同意书必须有患者/家属及有关医师的签名。

(5)检查报告单应与医嘱、病程相符合。输血前应有乙肝五项、转氨酶、丙型肝炎(简称丙肝)抗体、梅毒抗体、HIV 等检查。各项检查报告单内容齐全、粘贴整齐、排列规范、标记清楚。

(6)医嘱内容应当准确、清楚,每项医嘱应当只包含一个内容,并注明下达时间,应当具体到分钟。打印的医嘱单须有医师签名。

(7)出院记录应当在患者出院前完成。对患者住院期间的症状、体征及治疗效果,对伤口、引流,或固定的石膏等详细记录。出院医嘱中,继续服用的药物要写清楚药名、剂量、用法等。出院后的复查时间及注意事项要有明确记录。

(8)住院患者因抢救无效而死亡者,应当在患者死亡后 24 小时内完成死亡记录。重点监控内容是住院时情况、诊疗经过病情转危原因及过程、抢救经过、死亡时间、死亡原因和最后诊断。

(9)在患者死亡后 1 周内完成,由科主任或副主任医师以上职称的医师主持,对死亡原因进行分析和讨论。

2.门诊病历质量内容

一般项目填写完整,每页门诊病案记录纸必须有就诊日期、患者姓名、科别和病案号。主诉要求准确、重点突出、简明扼要。初诊病史采集准确、完整,与主诉相符,并有鉴别诊断的内容。复诊病史描述治疗后自觉症状的变化,治疗效果。对于不能确诊的病例,应有鉴别诊断的内容。病史中重点记录与本病诊断相关的既往史及药物过敏史。查体记录具体、确切。确诊及时、正确;处理措施及时、得当。检查、治疗有针对性。注意维护患者的权利(知情权、隐私权)。

3.急诊留观病历质量管理内容

急诊留院观察病历包括初诊病历记录(门、急诊就诊记录)、留观首程、病程记录,化验结果评估和出科小结等内容。留观首程内容包括病例特点、诊断和鉴别诊断、一般处理和病情交代。病程记录每 24 小时不得少于 2 次,急危重症随时记录;交接班、转科、转院均应有病程记录。须有患者就诊时间和离开观察室时间,并记录去向。化验结果评估是对检查结果进行分析。出科小结简明记录患者来院时情况,诊疗过程及离开时病情。

三、临床路径实施中的病案质量管理

临床路径是由医师、护士及相关人员组成一组,共同对某一特定的诊断或手术做出最适当的有顺序性和时间性的照顾计划,使患者按计划从入院到出院,从而避免康复的延迟和减少资源的浪费,是一种以循证医学证据和指南为指导来促进治疗和疾病管理的方法。临床路径的实施可以有效地规范医疗行为,保证医疗资源合理及有效使用。

在临床路径具体执行中，病历质量监控是不可忽视的，通过病历记录可以监控临床路径的执行内容和流程，分析变异因素，有效论证临床路径实施方案的科学性、规范性和可操作性，使临床路径的方案不断完善。根据临床路径制订方案所设立的内容，遵循疾病诊疗指南对住院病历质量进行重点监控。

(一)进入路径标准

病种的选择是以疾病的诊断、分型和治疗方案为依据进入相应的路径。是否符合路径标准，可以通过入院记录中现病史对主要症状、体征的描述，体格检查中所记录的体征，辅助检查的结果是否支持该病种的诊断，上级医师查房对病情的评估等方面进行评价。

(二)治疗方案及治疗时间

根据病程记录，观察治疗方法、手术术式、疾病的治疗进度、完成各项检查及治疗项目的时间、流程、治疗措施的及时性、抗生素的使用是否规范。

(三)出院标准及治疗效果

检查患者出院前的病程记录和出院记录，根据患者出院前症状、体征及各项检查、化验结果对照诊疗指南制定评价指标和疗效，以及根据临床路径表单制定的出院标准。

(四)变异因素

对于出现变异而退出路径的病历，应进行重点分析。确定是不是变异，引起变异的原因，同一变异的发生率是多少等。

(五)患者安全

在执行临床路径中，患者安全也是病历质量监控的主要目的。治疗过程中其治疗方式对患者的安全是否受到危害，路径的选择对患者来说是不是最优化的治疗，避免盲目追求路径指标而侵害了患者的利益。

四、病案质量四级管理

(一)一级管理

由科主任、病案委员、主治医师组成一级病案质量监控小组。对住院医师的病案质量实行监控，指导、督促住院医师按标准完成每一份住院病案，是病区主治医师重要的、必须履行的日常工作之一。要做到经常性的自查、自控本科或本病房的病案质量，不断提高各级医师病案质量意识和责任心。科主任或病区主任医师（副主任医师）应检查、审核主治医师对住院医师病案质量控制的结果。“一级质控小组”是源头和环节管理最根本、最重要的组织。如果工作人员素质不高、质量意识差，是造不出合格的或优质的产品。所以，最根本的是科室一级病案质量监控。

（二）二级管理

医务部是医疗行政管理主要部门，由他们组成一级病案质量监控小组，每月应定期和不定期，定量或不定量地抽检各病区和门诊各科病案。他们还应参加各病房教学查房，观察主任查房，参加病房重大抢救，疑难病例讨论，新开展的风险手术术前讨论，特殊的检查操作，有医疗缺陷、纠纷、事故及死亡的病案讨论。结合病历书写，严格要求和督促各级医师重视医疗质量，认真写好病案，管理好病案，真正发挥医务部门二级病案质量管理的作用。

（三）三级管理

医院病案终末质量监控小组每天检查已出院病历。病案质控医师应对每份出院病案进行认真严格的质量检查，定期将检查结果向有关领导及医疗行政管理部门汇报，并向相关科室和个人反馈检查结果。病案科质控医师所承担的是日常质量监控工作，是全面的病案质量监控工作。由于每个人都有自己的专业限定，因此在质控工作中要经常与临床医师沟通，并经常参加业务学习和培训，坚持临床工作，提高业务水平和进行知识更新。

（四）四级管理

病案质量管理委员会是病案质量管理的最高权威组织，应定期或不定期检查全院各科病案，审查和评估各科的病案质量，特别是内容质量。检查可以侧重重大抢救、疑难病案、死亡病案、手术后 10 天之内死亡病案或有缺陷、纠纷、差错、事故的病案。从中吸取教训，总结经验，提高质量。可采取各种方法，最少每个季度应活动 1 次，每年举办 1 次病案展览，如有不合格病案或反复书写病案不合格医师，应采取措施，进行病案书写的基本功训练。发挥病案管理委员会指导作用，不断提高病案的内容质量和管理质量。

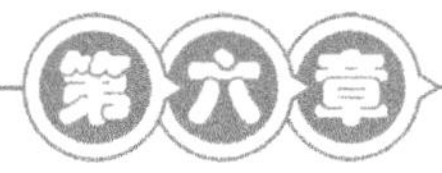

电子病历管理

第一节 基本功能与管理

电子病历是指医务人员在医疗活动过程中，使用信息系统生成的文字、符号、图表、图形、数字、影像等数字化信息，并能实现存储、管理、传输和重现的医疗记录，是病历的一种记录形式，包括门(急)诊病历和住院病历。电子病历系统是指医疗机构内部支持电子病历信息的采集、存储、访问和在线帮助，并围绕提高医疗质量、保障医疗安全、提高医疗效率而提供信息处理和智能化服务功能的计算机信息系统。电子病历系统有广义和狭义两个概念，广义的电子病历系统指以电子病历为核心的临床信息系统，包括医院信息系统(hospital information system，HIS)、实验室信息系统(laboratory information system，LIS)、影像存储与传输系统(picture archiving and communication system，PACS)等多系统的融合；狭义的电子病历系统仅指与患者相关医疗文书的书写、质控、归档等流程操作，即本章所阐述的电子病历系统。

一、电子病历系统

(一)电子病历的建立

电子病历应当具有专门的技术支持部门和人员，这些人员负责电子病历系统的建设、运行和维护等工作。电子病历系统应当具备电子病历创建、修改、归档等操作的追溯能力，且具有相应的安全管理体系和安全保障机制。电子病历系统的技术支持应当由医疗机构信息中心负责。

电子病历的管理应当由医务部门、质量监控办公室、病案管理科及相关部门共同负责，医务部门为牵头单位，负责建立健全电子病历使用的相关制度和规程及电子病历的业务监管等工作。

电子病历系统应当为操作人员提供专有的身份标识和识别手段，并设置相应权限，操作人员对本人身份标识的使用负责，登录时要进行身份验证，明确操作者身份。身份认证可以采取用户名和密码、指纹、电子签名等方式。

(二)电子病历的书写

(1)医疗机构使用电子病历系统进行病历书写，应当遵循《病历书写基本规范》的要求，客观、真实、准确、及时、完整、规范地完成电子病历。书写电子病历时，应当使用符合行业标准和使用规范的术语、模板、数据。

(2)医疗机构应当为患者的电子病历赋予一个独一无二的身份识别码，以确保患者基本信息及其医疗记录的真实性、一致性、连续性、完整性。

(3)电子病历系统应当对操作人员进行身份识别，并保存历次操作痕迹，标记操作时间和操作人员信息，并保证历次操作痕迹、标记的操作时间和操作人员信息可查询、可追溯。

(4)医务人员采用身份标识登录电子病历系统完成书写、审阅、修改等操作并予以确认后，系统应当显示医务人员姓名及完成时间。

(5)电子病历系统应当设置医务人员书写、审阅、修改的权限和时限。实习医务人员、试用期医务人员记录的病历，应当由具有本医疗机构执业资格的上级医务人员审阅、修改并确认。上级医务人员审阅、修改、确认电子病历内容时，电子病历系统应当进行身份识别、保存历次操作痕迹、标记准确的操作时间和操作人信息。

(6)未归档的电子病历允许进行修改，电子病历归档后原则上不得修改，特殊情况下确需修改的，经医疗机构的医务部门批准后进行修改并保留修改痕迹。

(三)电子病历归档

电子病历应当设置归档状态，医疗机构应当按照病历管理相关规定，在患者门(急)诊就诊结束或出院后，适时将电子病历转为归档状态。建议门(急)诊电子病历归档在患者就诊结束后的24小时内完成，住院电子病历可以在患者出院后24小时内实施预归档，3～7个工作日内或根据医疗机构实际情况设置时限完成正式归档。具备条件的医疗机构可以对知情同意书、植入材料条形码等非电子化的资料进行数字化采集后纳入电子病历系统管理，原件另行妥善保存。归档后电子病历的管理由病案管理科负责。

（四）电子病案质量监控

1.运行

电子病历质量监控主要通过运行病历质量监控功能模块，实现医疗机构相关管理部门对运行中病历实时监控、在线预警、智能判别和信息反馈等。

2.终末

电子病案质量监控应当设置专人进行检查，有条件的医疗机构建议在电子病历预归档期间完成质量监控，当存在严重缺陷的病历应将问题反馈临床科室，完善后实施正式归档。

（五）电子病案查询与检索

电子病历系统应当为患者建立个人信息数据库，包括姓名、性别、出生日期、民族、婚姻状况、职业、工作单位、住址、有效身份证件号码、社会保障号码或各类医疗保险号码、联系电话、门（急）诊病历号码、住院病案号码、影像和特殊检查资料号码等，授予唯一标识号码并确保与患者的历次医疗记录相对应。

电子病历系统应当保证并满足医务人员查阅病案的需要，及时提供并完整呈现患者的电子病案资料。数据检索应当包含个人信息数据库的内容及支持诊断名称、症状、体征、检验检查结果等不同组合方式的检索模式，并可支持模糊检索，检索结果需具有多种显示或输出形式。

（六）电子病案查阅

电子病历系统应当设置病历查阅权限，并保证医务人员查阅病历的需要，能够及时提供并完整呈现该患者的电子病历资料。呈现的电子病历应当显示患者个人信息、诊疗记录、记录时间及记录人员、上级审核人员的姓名等。

归档后的电子病历可以用于教学、科研，但使用过程不得违反国家保密和法律中有关隐私权保护的规定及医疗机构病历管理相关规定。调阅电子病历时应当按照各医疗机构规定的权限由使用人提出申请，经医务部门或电子病案管理部门审批后，方可按照借阅流程进行调阅，以只读文件形式展示。电子病历的借阅按照事先设定的时限，到期后自动收回，所有的调阅内容及调阅人信息，应当进行详细的日志记录。

（七）电子病案复印复制

医疗机构应当为申请人提供电子病历的复印复制服务，具体规则参照《医疗机构病历管理规定》《医疗纠纷预防和处理条例》。医疗机构可以根据实际情况提供复制或复印病历。复制的电子病历文档应当可供独立读取，打印的电子病历纸质版应当加盖医疗机构病案复印专用章。

有条件的医疗机构可以为患者提供医学影像检查图像、手术录像、介入操作录像等电子资料复制服务。

（八）电子病案封存

依法需要封存电子病历时，应当在医疗机构或者其委托代理人、患者或者其代理人双方共同在场的情况下，对电子病历进行共同确认，并进行复制后封存。封存的电子病历复制件可以是电子版，也可以对打印的纸质版进行复印，并加盖病案复印专用章后进行封存。封存后电子病历的原件可以继续使用。电子病历尚未完成、需要封存时，可以对已完成的电子病历先行封存，当医务人员按照规定完成后，再对新完成部分进行封存。封存的电子病历复制件应当满足以下技术条件及要求。

（1）储存于独立可靠的存储介质，并由医患双方或双方代理人共同签封。

（2）可在原系统内读取，但不可修改。

（3）操作痕迹、操作时间、操作人员信息可查询和追溯。

（4）其他有关法律、法规、规范性文件和省级卫生行政部门规定的条件及要求。

（九）电子病历保存时限

遵循《电子病历应用管理规范（试行）》第十九条，门（急）诊电子病历由医疗机构保管的，保存时间为自患者最后一次就诊之日起不少于 15 年；住院电子病历保存时间为自患者最后一次出院之日起不少于 30 年。

二、电子病案的管理

电子病案指使用电子设备来保存、管理、传输和重现患者的纸质医疗记录。电子病案是信息时代和网络技术下产生的新型病案载体。电子病案系统是利用信息和网络技术来管理电子病案的应用软件。

（一）电子病案管理的特点

电子病案管理是一种新的病案管理模式，它和传统纸质病案管理模式有所区别，具有一定的优点，但也存在不足。

1.电子病案管理的优点

电子病案管理具有以下 3 个方面的优点。首先，回收更高效。病案科由传统上门回收病案的方式改为通过医院办公网在线回收病案，方法更便捷，工作效率更高。其次，保存和归档更及时。电子病案归档采用实时归档和定期归档两种方式相结合。实时归档指医务人员在书写运行电子病案时，随时保存和归档书写内容。定期归档指信息中心对电子病案信息处理结束后，病案管理人员定期通过医院办公网接收、存储、备份电子病案信息。最后，编号更准确。在患者住院后，住院收费室通过计算机系统自动为患者生成一个病案号，避免了病案号重复、作废、空缺等情况的发生。

2.电子病案管理存在的问题

电子病案管理存在以下 3 个方面的不足。首先，电子病案保存和归档设置不完善。目前没有明确电子病案归档时限、如何保留修改痕迹、信息的加密等。其次，电子病案书写模板的使用造成了电子病案的内容千篇一律，甚至部分医务人员的责任心不强而出现性别出错、诊断部位左右位置调错等低级错误。最后，电子病案利用不能实现异地共享。目前，每家医院采用的电子病案系统版本不一，格式和内容也大相径庭。电子病案信息资源共享范围仍局限在医院内部，为医院各部门提供服务，尚未实现区域内病案信息资源共享。

3.加强电子病案管理的对策

目前，医院主要采取以下三方面措施来加强电子病案管理。

首先，建立电子病案管理制度，强化医务人员的法律意识。为了加强电子病案管理，医院成立由分管医疗的副院长任组长，医务处处长、信息中心主任、病案科主任、临床科室科主任和护士长为成员的电子病案管理委员会。根据《中华人民共和国医师法》《医疗机构管理条例实施细则》《医疗事故处理条例》《病历书写基本规范》等法律法规，建立电子病案的三级查房制度、疑难病历和死亡病历讨论制度、借阅和归档制度等；督查电子病案管理制度实施；定期抽查电子病案，及时解决电子病案书写错误，提高电子病案书写质量。组织医务人员参加电子病案安全教育和法律意识教育，强化医务人员电子病案书写的法律意识和举证责任意识。通过 CA 认证(第三方认证)、用户权限设置等信息技术，确保电子病案的真实性、原始性。对于处于纸质病案和电子病案管理共存阶段的医院，为了体现电子病案的法律效力，可以在计算机系统中采用数字签名，在纸质病案签名处进行手工签名并保存。

其次，做好电子病案归档时限确定、修改痕迹的处理等安全管理工作。为了确保电子病案信息安全，明确电子病案归档时限是患者出院后 15 天，在归档时限结束后，电子病案信息自动锁定，同时备份到信息中心的电子病案数据库中，如确需修改电子病案内容的，必须取得分管医疗的副院长同意后才能修改，计算机同步保留修改痕迹;病案管理人员做好电子病案信息安全管理工作,专人专管电子病案信息,接收、保存信息的计算机分开管理。

最后,增加智能化服务功能。以《病历书写基本规范》的内容为标准,在电子病案系统中增加智能化服务功能,如设计书写时限的自动提示和书写错误的警示功能,及时提醒医护人员正确书写病案,避免不必要的病案书写错误,提高电子病案的书写质量。

(二)电子病案的利用

1.电子病案利用的方法

通过在全院建立3套与电子病案利用相关的信息系统,为医院、社会和患者提供服务。第一套是供临床医务人员使用的住院电子病案系统,临床医护人员通过住院电子病案系统书写、查询病案。第二套是供病案科使用的病案管理系统,病案工作人员通过病案管理系统进行病案首页的编辑、查询、检索和追踪等方面的管理。为了便于预防保健科、质量管理科、统计室等行政科室对病案首页信息的利用,在行政科室安装病案管理系统并为行政科室人员设置利用权限和用户密码,医院管理部门只要登录病案管理系统,就能查询、检索所需的病案信息。第三套是供临床和病案管理人员使用的病案质量检查登记系统。病案质量检查登记系统通过登记病案利用情况、医院不良事件等管理内容,为医院职能科室管理提供服务。病案利用情况指病案利用信息输入(包括病案借阅、归还续借、退改、归档、复印)和病案利用信息统计、查询等方面的情况。医院不良事件管理指对抢救患者、未愈患者、死亡患者信息输入和统计、查询等方面的管理。

2.电子病案利用的特点

(1)电子病案方便、快捷。通过将病案科、病房、医务处、预防保健科、医患关系办公室等科室的计算机联网,实现电子病案信息资源共享,改变查询人员必须亲自到病案科调阅病案的传统利用模式,医务人员只需登录医师工作站的电子病案系统就可以随时查询所需患者信息,尤其是新开展的患者远程会诊就是通过电子病案系统实现的;此外,行政科室人员也只需登录病案管理查询子系统和病案质量检查登记系统就可以查询所需信息。病案科在为社会提供病案信息时,社会人员不必携带患者的医疗单据、病历本等住院资料,只需提供患者的姓名就能迅速找到所需资料,从而减轻了病案工作人员的工作量,提高了病案管理人员的工作效率。

(2)服务对象广泛,利用人数众多。随着医学技术的发展、社会调查的增多、医保制度的改革及人们对健康的关注和自我维权意识的增强,病案利用范围不断扩大,且病案利用人数逐年增加。为了更好地满足利用者的需求,为病案利用者提供方便,医院专门设立病案复印室和在门诊设立病案复印窗口,为病案利用者提供全年无休的服务。

(3)检索方法灵活、多样。病案管理系统在传统的姓名索引、住院号索引、出院患者登记一览表等病案检索方法外,还增加了综合查询的检索方法。综合查询是根据利用者的需求,通过设立查询输入条件和查询输出内容来检索所需病案的信息。同时,对常用的检索内容设立查询模块,便于定期查询。另外,为了监管病案利用情况,提高病案利用质量,病案管理人员把病案借阅、归还、查询、复印等利用情况录入病案质量检查登记系统,以便定期统计、分析病案利用情况。

3.电子病案利用的要求

(1)纸质病案和电子病案并存:电子病案将信息与载体分开,具有易更改性。同时,《电子病历基本规范(试行)》《医疗机构病历管理规定》等有关电子病案的法律法规对电子病案的原始性和真实性缺少法律认可,电子病案在医疗纠纷、伤残鉴定、工伤处理中尚未具备法律效力。而传统的纸质病案将信息与载体连在一起,不能随意更改,故具有法律效力。因此,在很长一段时间内,纸质病案和电子病案要一起归档,纸质病案和电子病案要长期并存。只有国家制定对电子病案原始性、真实性认可的法律条文后,电子病案才能得到社会的承认,电子病案才能走上合法化的途径。

(2)病案利用公开性和保密性并存:《医疗机构管理条例》和《医疗事故处理条例》对病案利用所需提供的证件、范围、内容等做了明确规定。上述 2 个条例规定,公安部门、检察院、法院、律师事务所、CDC、医疗及商业保险机构工作人员、患者及其家属等病案查询人员只要提供相关的证件,就可以查阅或复印国家允许的病案内容,这就是病案利用公开性的体现。病案利用保密性指限制病案服务对象和病案利用范围,即并不是所有查询者都可以查询病案资料,并不是所有的病案资料都可以被他人复印、查询。上述 2 个条例明确规定,病案查询者范围包括在医疗机构内部、只有对患者实施医疗活动的医务人员及医疗服务质量监控人员可以查阅该患者的病历。因科研、教学需要查阅病历的,须经患者就诊的医疗机构有关部门同意后方可查阅。对于外单位查询病案的,医疗机构应当受理患者本人或其代理人、死亡患者近亲属或其代理人、保险机构人员复印或复制病历资料的申请。当公安、司法机关因办理案件需要查阅、复印或者复制病历资料时,医疗机构应当在公安、司法机关出具采集证据的法定证明及执行公务人员的有效身份证明后予以协助。医疗机构可以为申请人复印或复制的病历资料包括门(急)诊病历和住院病历中的住院志、体温单、医嘱单、检验单(检验报告)、医学影像检查资料、特殊检查(治疗)同意书、手术同意书、手术及麻醉记录单、病理报告、护理记录、出院记录。制定这些制度的目的主要是保护医疗机构的治疗技术和患者的个人隐私。

(3)开展电子病案利用的安全工作:通过设置用户权限和登录密码、在医院办公网内安装防火墙、在医院每台计算机系统中安装杀毒程序、拆除计算机输出设备、规定电子病案的归档时限、设置电子病案借阅时限和保留电子病案信息修改痕迹等安全措施,保证电子病案利用安全。

(三)电子病历系统的完善

为了满足医院临床、医技、行政职能科室对电子病案的利用需求,不断提高临床、医技、管理部门的工作效率和医疗质量,医院应定期完善"住院电子病历信息系统"和"门诊电子病历信息系统"两套病案系统。在"住院电子病历信息系统"和"门诊电子病历信息系统"中增加检查结果自动录入病历、在同一页面录入病历查询检查结果的功能,使系统操作更方便、更快捷;完善门诊电子病案和住院电子病案接收、归档、数据保存和利用 4 项工作,促进区域内门诊电子病案信息资源整合和共享,为实现电子病历远程会诊和建立个人健康档案打下良好的基础;实现运行住院病历和门诊病历书写流程实时监控、在线预警、智能判别和信息反馈等多种实时病历质量控制功能,提高医疗工作效率和病历书写质量。

三、电子病案的质量管理

为提高电子病案的质量,医院应采取多种措施。电子病案质量管理是随着电子病案而发展起来的,是医院医疗管理的重要内容之一。它在医院管理中发挥了重要作用,但也存在一些问题。

1.存在的问题

虽然电子病案质量管理已开展多年,并取得了一定的成效,但仍存在许多需要改进的地方,主要包括以下几点。

(1)电子病案质量管理制度尚待完善。电子病案质量管理模式是一种新型的信息管理模式,与纸质病案质量管理模式有一定的区别,具有空间小、存储量大、病案利用便捷、信息资源能够共享等独特的优点。但是,电子病案质量管理在我国起步较迟,存在电子病案书写质量分级审核、电子病案修改痕迹的保存、电子病案归档和数据备份等一系列问题，因此需要从管理制度方面加以完善和规范。

(2)电子病案法律效力问题。《医疗事故处理条例》提出了“举证责任倒置”的概念，要求在医疗纠纷事件中如涉及疾病的诊治过程，医疗机构必须向法院提供相关的病案内容证明自己“无过错”，因此对病案质量提出了很高要求。纸质病案具有原始凭证作用，它的法律效力毋庸置疑。而电子病案因为病案信息和载体分开，所以人们对电子病案的全、真、准产生怀疑，法律效力也无法得到认可。

(3)电子病案的书写质量有待提高。电子病案不仅存在病案首页缺项、漏填、诊断不规范、填错、记录内容前后不一致等框架质量方面的书写问题，而且存在入院记录复制首次病程记录、三级查房记录雷同、运行病历中病程记录和手术记录不及时等内容质量方面的书写问题。究其原因，是部分医务人员质量意识不强、业务素质不高，没有及时审核书写完成后的电子病案，降低了电子病案的质量，导致医疗纠纷的发生。

2.采取的对策

(1)完善电子病案质量管理制度。根据《病历书写基本规范》《医疗事故处理条例》《医疗机构病历管理规定》《病案管理质量控制指标(2021年版)》等相关法规、标准，结合医院实际，制定《住院电子病历检查评分标准》《运行电子病案质量检查制度》《运行电子病案质量考核制度》等制度，完善电子病案的三级查房、疑难病历讨论、质量检查和奖惩等制度，明确电子病案病程记录、手术记录和各类知情同意书的书写时限，规范电子病案修改、归档、备份等内容，使各病区在电子病案质量书写中有遵循的依据。同时，医院质控处定期到各病区检查电子病案质量管理制度的落实情况，了解医务人员在实施中存在的问题，及时解决问题，不断提高电子病案质量。

(2)运用先进的软件技术体现电子病案的法律效力。一方面，做好电子病案书写安全工作。通过在电子病案书写系统中增加书写错误的警示功能(如诊断部位左右调错等)、各种医疗记录和知情同意书的书写时限、病历归档时限的提醒功能、设置电子病案三级修改权限和保留修改痕迹、增设病案的复制粘贴的字数警示、加密和备份病案数据等各种软件技术，动态监控电子病案书写的各个操作流程，提醒医护人员及时改正错误，保证电子病案信息的全、真、准，确保电子病案的法律效力。另一方面，数字签名和手工签名并存。在目前病案的电子签名未获得证书授权中心的认证前，为了体现电子病案的法律效力，采取数字签名和手工签名并存的方法，即电子病案和纸质病案一起归档后，医务人员在计算机系统中对电子病案进行数字签名的同时，在纸质病案的数字签名处进行手工签名确认。

(3)组织培训，加强监管。①组织电子病案书写培训：组织新入职医师、实习医师、进修医师参加电子病案书写培训，使其成为新入职医师、实习医师、进修医师岗前培训的必要内容。定期邀请省内外专家来院举办电子病案书写的讲座，帮助医护人员了解电子病案最新的书写内容和要求，从而树立医疗质量的安全意识和责任感。②建立高质量的电子病案模板：各病区制定本科室常见病种的电子病案模板，经过科室医务人员反复讨论、完善，确定入院记录、首次病程记录、出院记录等最终内容，建立高质量的电子病案模板，并上报质量控制处和信息处，通过质量管理处和信息处审批后，常见病种的电子病案模板才能使用。③建立系统的电子病案质量控制体系：电子病案质量管理工作的重点是运行病案的质量控制。要改变以往纸质病案重点监管出院病案的质量控制模式，提高病案质量控制的效率。电子病案也应建立三级质量控制管理体系，实行经管医师、病区、医院(质控处、病案科等职能科室)三级质量管理。各病区成立由科主任、诊疗组组长、护士长、护理组组长组成的科室质量控制小组。科主任为本病区质量控制小组组长，负责本科室医疗部分的病案质量；护士长为本病区质量控制小组副组长，负责本科室护理部分的病案质量；各科室的诊疗组组长和护理组组长为本组专职病案质控员，对本组的病案书写质量进行检查和把关；住院医师直接负责经管病案质量。质量管理处不必直接到病区检查运行病案，只需通过“运行病案质量监控系统”检查运行病案的各种记录及各类知情同意书的内容和录入、修改时间；同时，质量管理处通过“运行病案质量监控系统”统计和汇总运行病案书写情况，发现存在的书写问题应及时反馈给各病区并加以改正。出院病案的质量管理是终末质量控制的重要环节。电子病案打印成纸质病案移交到病案科后，质量管理处每月到病案科抽查部分出院病案，同时将病案检查信息登记并反馈给临床科室。病案科负责归档后的电子病案首页和框架质量监控。病案科工作人员认真检查病案首页和病案各个组成部分的完整性，对于归档的电子病案中存在的缺项应及时通知病区，以提高出院病案首页和病案框架质量。

第二节 归 档

一、电子病历归档的原则

电子病历归档应遵循真实、完整和有效的原则。真实是指电子病历归档后的内容、结构、背景信息等与电子病历系统中的内容完全一致,无篡改等情况发生。完整指归档后的信息无缺失,包括内容、结构完整,修改记录、完成时间、操作者等背景信息无缺失。有效包括两方面,一方面是指归档后的文件可被利用,信息可识别,存储系统可靠;另一方面还包括法律认可度。

二、电子病历归档的基本原理

由于运行电子病历涉及的各种信息都以数据的形式分别存储于各个系统中,只是构成病历的基本元素,不能称为病案,且随着系统的更替和升级、病毒攻击等,有些数据很容易丢失,最终造成数据的不完整。因此,在患者诊疗结束后必须及时对运行病历进行归档,通过制版,转化为使用常规软件可以浏览的版式化电子病案。

电子病历归档系统主要基于《医疗机构病历管理规定》《电子病历应用管理规范(试行)》《卫生系统电子认证服务管理办法》《中华人民共和国电子签名法》等文件,从医疗机构内部网络各类信息系统中对医疗数据进行采集和档案化封装,形成与应用系统无关、不可篡改、易阅读、能够被法律认可的版式文档,实现医疗机构的病案生成、病案管理及使用的业务功能。

三、电子归档的基本要求

电子病历应当设置归档状态,当患者门(急)诊就诊结束或出院后,将电子病历转为归档状态。电子病历归档后原则上不得修改,特殊情况下确需修改的,经医疗机构医务部门批准后进行修改并保留修改痕迹。

电子病历归档系统应当具备权限管理功能,访问归档的电子病案需进行授权,所有访问均需通过借阅程序进行借阅,且设定借阅期限,到期自动回收。借阅的电子病案不可以进行修改。归档的电子病案的管理应由病案管理部门指定专人负责,设定借阅审批权限。

电子病历归档系统应当具备病历完整性校验功能。完整性校验包括 2 个方面:病历内容完整性和数据准确性。病历内容完整性主要是校验回收的各类病历文书数量是否完整,防止因检查报告出具不及时等原因造成归档病历的内容不完整。数据准确性校验主要是收集的数据在制版前与原系统的数据进行准确性校验,防止因数据传输造成数据丢失、篡改等,从而保证数据准确无误。对于数据不完整的病历,要暂缓归档,待数据完整后再归档,或者设立中间库,对不完整的归档病历单独保存,待数据完整后再归入最终库。

归档后形成的最终电子病案要进行制版,生成可通过普通浏览器阅读的版式化的电子病案,且该电子病案能包含电子病历本身的附属信息,能进行电子签名验证,不可被修改。

四、归档采集

电子病历归档通过电子病历系统唯一识别号,将与该患者本次就诊或住院有关的、符合病历管理规定的医疗文书全部进行收集归档,确保信息准确、完整。住院电子病历归档时还需将病案号和住院次数同时归档。归档时不仅要将与患者有关的医疗文书进行归档,还需将相关附加信息进行收集归档,包括修改记录、操作者、操作时间、电子签名、时间戳等,并确保以上信息和电子病历数据进行关联。按时间顺序将历次就诊、住院和体检的记录进行排列。

五、非电子化资料数字化

因信息系统的限制,无法将所有医疗文书电子化的医疗机构,可以采取将电子病历打印后和非电子化的资料合并存储的方法,具备条件的医疗机构也可以对知情同意书、植入材料条形码等非电子化的资料进行数字化采集后纳入电子病历系统管理,原件另行妥善保存。数字化采集最常用的方式有数字化扫描和高拍仪拍摄。实施了电子签名的医疗机构,在非电子资料数字化的过程中可以对生成的数字化资料进行电子签名。

六、电子病历归档排序

电子病历归档后形成的电子病案属于病案资料,应按照病案资料的要求进行排序。根据《医疗机构病历管理规定》,病案按照以下顺序排序:住院病案首页、入院记录、病程记录、术前讨论记录、手术同意书、麻醉同意书、麻醉术前访视记录、手术安全核查记录、手术清点记录、麻醉记录、手术记录、麻醉术后访视记录、术后病程记录、出院记录、死亡记录、死亡病例讨论记录、输血治疗知情同意书、特殊检查(特殊治疗)同意书、会诊记录、病危(重)通知书、病理资料、辅助检查报告单、医学影像检查资料、体温单、医嘱单、病重(病危)患者护理记录。

门(急)诊病历归档后形成的门(急)诊病案,初诊患者按照门(急)诊病历首页、病历续页、会诊记录、手术记录、知情同意书、检验检查报告、治疗记录单、处方等排序;复诊患者按照病历、会诊记录、手术记录、知情同意书、检验检查报告、治疗记录单、处方等排序。各医疗机构特殊的病历资料应当按照各自规定的顺序排列。

第三节 电子签名

电子签名是指数据电文中以电子形式所含、所附用于识别签名人身份并表明签名人认可其中内容的数据。这里数据电文是指以电子、光学、磁或者类似手段生成、发送、接收或者储存的信息。《电子病历应用管理规范(试行)》规定,医疗机构电子病历系统可以使用电子签名进行身份认证,可靠的电子签名与手写签名或盖章具有同等的法律效力。

一、可靠的电子签名

根据《中华人民共和国电子签名法(2019 修正)》第三章第十三条规定:“电子签名同时符合下列条件的,视为可靠的电子签名。”

(1)电子签名制作数据用于电子签名时,属于电子签名人专有。

(2)签署时电子签名制作数据仅由电子签名人控制。

(3)签署后对电子签名的任何改动都能够被发现。

(4)签署后对数据电文内容和形式的任何改动能够被发现。

当事人也可以选择使用符合其约定的可靠条件的电子签名。由于医疗机构对时间要求的特殊性,根据《电子病历应用管理规范(试行)》第十一条规定,医疗机构使用的电子病历系统还必须有权威可靠的时间源,以统一各系统及院内系统与外部系统的时间。

二、电子签名的简要原理和过程

电子签名的基本原理是利用哈希函数和非对称加密技术对电子文件进行加密运算的技术。在签名过程中,通过加密算法得到原文的哈希值 1,实现对文件的加密。验证时,对某文件进行同样的加密算法,得到哈希值 2。如果哈希值 1

＝哈希值 2，则说明数字签名未被篡改，也就说明电子签名有效。

通常来说，电子签名时，需要电子签名数字证书来明确签名人身份，数字证书一般由权威的认证机构产生和管理，包含公开密钥、拥有者、签发者、有效期等，数字证书由存储介质存储，如 U-KEY、IC 卡等。电子签名原理见图 6-1。

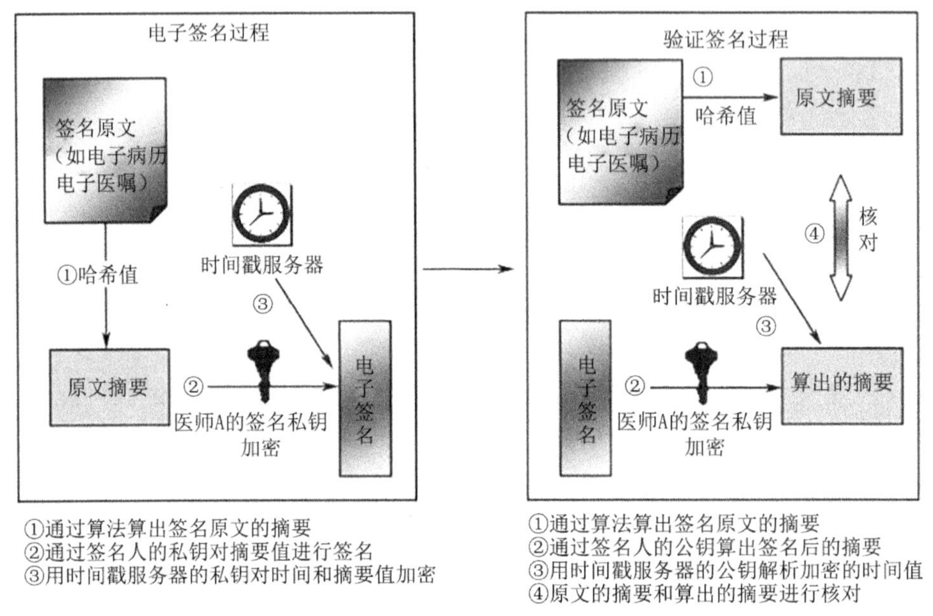

图 6-1　电子签名原理

三、电子签名系统的主要构成内容

在实践中，医疗机构的电子签名系统主要包括证书管理系统、电子签名验证系统、电子签章系统、时间戳系统等。通过对医疗机构的医疗信息系统与电子签名系统进行集成，实现对电子病历的电子签名。

（一）证书管理系统

证书管理系统是实现医务人员数字证书全生命周期管理服务的工具。通过证书管理系统，医疗机构的管理者实现数字证书的签发、自动更新、吊销等证书相关业务处理，保证数字证书使用的方便性和连续性。

（二）电子签名验证系统

电子签名验证系统是基于有数字证书的实体用户，如医务人员、患者等，提供身份识别、电子病历电子签名及签名验证服务的密码产品。当数字证书用户使用数字证书访问业务系统进行登录、电子签名时，电子签名验证系统用于实现身份认证、电子签名及验证，保证消息的有效性、完整性。

（三）电子签章系统

电子签章系统用于实现电子病历中电子签名的可视化展现，使电子签名能被阅读者看到。在实际应用中，可用纸质版签字扫描文件进行展现，也可以用任何字体进行展现，甚至任何其他图像、符号。虽然使用纸质版签字扫描文件进行展示和将纸质版签字扫描图像直接粘贴在签名位置的效果相似，但法律作用完全不同，使用纸质版签字扫描文件进行展示是由电子签名技术作为支撑，通过处理程序来实现电子签名与病历内容的关联展示，阅读者实际上看到的只是效果展示，真正起法律效果的签名是后台的电子签名。而使用纸质版签字扫描图像直接粘贴在签名位置是无任何法律作用的。

（四）时间戳系统

由于医疗对时间的特殊要求，准确记录各项操作时间、治疗时间等以及签名人的签字时间显得非常重要，因此电子病历使用的电子签名必须是带有时间戳的电子签名。时间戳系统的主要功能有两方面：一方面是在使用者进行签名时加盖时间戳，以确保时间准确、可信；另一方面是定期获取权威授时系统的时间，并保持高精度的守时。

四、电子签名的管理

（一）电子签名的基础管理

电子签名证书的发放、保管、使用、传递、销毁等管理工作应该由指定部门进行管理，通常由医疗机构负责医务管理、依法执业管理的部门进行管理，信息技术部门负责提供技术支持。医疗机构使用的电子认证提供者应符合《中华人民共和国电子签名法（2019 修正）》第十七条的规定。

发放的电子签名证书人员包括本院具有执业资格的临床医师、护士、检验人员、有资质进行报告审核的医技科室人员及患者和家属。无相应执业资格的医疗机构工作人员（实习医务人员、试用期医疗机构工作人员、进修医务人员等）所书写的电子病历内容，应由带教医疗机构工作人员审阅、修改后进行电子签名。电子签名发放遵循一人一证书的原则，禁止一个人发放两个及以上证书。具有电子签名证书的人员调离或不再从事相应工作后，医疗机构应及时收回证书。

医疗机构按照《电子病历应用管理规范（试行）》要求，为申请人复制电子病历文档时复制内容应当能被原电子签名系统识别和验证。发生医疗纠纷争议时，在采取电子封存方式封存电子病历时，应当在医方代表与患方代表在场的情况下对相关电子病历内容进行确认，并且加盖医疗机构和患者或其委托代理人的电子签名。

(二)电子签名证书的管理

电子签名证书介质应设立密码，由使用者本人保管，仅限本人使用，不得将密码和介质交由他人使用。电子签名证书应设定有效期，到期后需进行更新，确保使用安全。

(三)电子签名的内容管理

医疗机构相关操作人员在电子病历产生、归档、复制、封存、共享等环节中，对所有进入病历的内容都需要进行电子签名，包括病历记录、医嘱、处方、各种检验报告单、手术记录和麻醉记录、重症监护记录、诊断证明等，签名后系统应该显示电子签章。

对医疗文书进行电子签名时，应包含所签名的文书的所有内容，至少包括患者姓名、唯一标识码、文书的所有内容、时间、签名人员信息。医师在提交医疗文书时对本次提交内容进行电子签名。在医师提交医嘱、处方的签名时，对所提交的所有医嘱或处方内容进行一次性签名。对已电子签名的医疗文书进行修改时，要保留原签名信息。对于上级医师修改下级医师病历和住院病案首页时，下级医师无须重新签名，仅保留原文档内容及签名相关信息。电子病历提交时，系统应当对保存的所有内容进行签名验证，所有内容验证通过后方可提交。电子病历在归档时，由归档人员对生成的归档文件进行电子签名，病历形成过程中产生的电子签名应当共同归档，并能进行验证。

第四节　病历信息安全保障

近年来，电子病历系统在全国各地逐步普及使用，随着医疗工作对电子病历系统的依赖度增加，关于病历信息安全保障的压力与日俱增。

一、法律要求

病历作为重要的具有法律效用的文件，原卫生卫计委曾经规定病历至少需要保存30年,而在日常的病历管理与维护工作中,最常见到的是与法律工作有关的复印与调阅。对于病历的复制与调阅,可参考采取的措施如下。

(1)公安、司法部门因办理案件需查阅或复印病历,必须凭单位介绍信、本人身份证,经医务部门同意签字后,在病案室内查阅、复印病历。

(2)若申请复印者为保险机构的,应提供承办人员的有效身份证明、保险合同复印件、患者同意的法定证明材料;患者死亡的,应提供保险合同复印件、承办人员的有效身份证明、患者近亲属同意的法定材料,由医务部门同意签字后方可复印。

(3)患者复印病历,需出示本人有效身份证;患者家属复印病历,应出示患者及家属的有效身份证及相互间关系的法定证明。填写好病历复印申请单,由医务部门签字后方可复印。

(4)为死亡患者复印病历,需提供患者死亡证明、近亲属的有效身份证,以及患者与近亲属之间关系的法定证明。

(5)工作人员严禁私自将病案借出院外,一经发现将予以相应处罚。造成的不良后果,由当事人负全部责任。

二、临床业务层面

随着电子病历的使用,医务人员的安全意识也必须提高,需要做好工作站的日常维护,尽量减少移动设备的使用,做好防毒杀毒工作,以防止误操作导致的错误信息,或者病毒干扰影响工作。

此外,在病历信息录入与编辑过程中,多人使用机器时也必须及时退出系统或系统锁定,做到人与系统同步,以免患者诊疗信息泄露,引发不必要的纠纷与矛盾。

三、医务管理部门

对于医务管理部门的工作人员,因可以浏览甚至操作的病历的权限较大,在日常工作当中,必须更加注意保护患者隐私,严禁将有关数据导出复制并带出医院,高度重视工作站权限与系统安全的维护。

四、患者对病历的利用

在电子病历系统建设之后,患者除传统的复印病历外,也应当享有一定的电子病历使用权限;目前国内某些地区开展的多媒体查询或网络病历查询等服务,均是开创性的尝试;但在此类工作中,要高度注意的是患者的身份识别问题,以防止患者信息被其他人盗用或利用，产生非法效果。

五、保障电子病历安全的常见措施

电子病历作为医院运营的重要数据，其重要性不言而喻，目前对电子病历的数据安全保障，通常有如下措施。

（一）存储安全与备份措施

电子病历系统必须采用稳定、可靠、安全的存储架构。自然灾害、网络与硬件故障、软件故障，或人为的错误操作均可能对病历数据造成难以预料的损失。存储安全，不仅要保证存储设备自身的安全可靠，同时要保证存储设备所承载数据的安全。目前，数据备份是应用安全的首要保障手段，是通过严格的备份策略与工作流程，采用完全备份、增量与差异备份相结合的技术手段，可以有效地在低成本条件下，尽可能地保障数据安全。

（二）数据库层面的安全措施

数据库系统作为存储电子病历软件所产生数据的软件系统，其安全保障措施自然十分重要。

目前常用的数据库安全措施包括操作系统访问控制、用户身份验证、对数据库加密等基础方式，与此同时，业内主流的数据库厂商在此基础上，提供了更多高级的安全措施。

此外，考虑到数据库软件系统所在的计算机系统软件、硬件或网络故障不可能被完全避免，安全恢复措施就极为重要。比如有的数据库软件系统就提供了日志、回滚段、控制文件等多种结构来实现数据恢复。

同时，业内主流数据库大多提供了完整的角色管理策略，对不同用户提供不同的角色，然后授予不同数据库对象使用权限，通过这种组合的方式，为数据安全提供了十分可靠的保障。

（三）数据层面的安全措施

对于病历这种具有隐私性质的数据内容，存储时可考虑采用必要的加密手段，实现对数据内容安全的保障，常见的有可逆加密算法、数字摘要算法等；存储时可应用的加密手段，同样也可采用到病历内容的传输过程中。

（四）网络层面的保障

当前国内大多数医院的电子病历系统均在网络当中运行，网络的安全也是数据安全保障工作中重要的一环，常见方法有内外网隔离、防火墙防护、端口白名单等多种措施。

在实行网络安全保障时，必须同时兼顾医院各部门对网络使用的方便性，充分结合本院情况，在两者之间达到良好的平衡。

（五）客户端安全保障

目前，由于各临床与业务科室的客户端工作站数量多、工作环境复杂、操作人员流动性大等原因，导致客户端的安全保障工作十分重要。

首先，可在客户端安装必备的杀毒软件，防范常见的病毒。其次，应当充分动员各业务科室，规范工作站的使用制度，减少移动设备所带来的安全风险。同时，应当注意各科室的设备安全保护，防止因机器丢失等问题而对工作造成影响。综上所述，随着电子病历系统在我国医院的日益普及，电子病历的安全保障工作重要性也将日益凸显，只有电子病历安全稳定的运行，才可以真正有效地发挥电子病历其他方面作用，从而使电子病历更好地为患者和医院服务。

医院感染管理

第一节　医院感染监测制度

一、医院感染监测的目的和意义

医院感染监测是指长期、系统、连续地收集、分析医院感染在一定人群中的发生、分布及其影响因素，并将监测结果报送和反馈给有关部门和科室，为医院感染的预防、控制和管理提供科学依据。医院感染监测的性质决定了这项工作的长期性，对长期性的工作一定要有明确的目的，并围绕这个目的做出科学的设计，医院感染监测设计的科学与否直接决定了医院感染监测的效果。因而医院感染监测的目的成为医院感染工作的导向。

(一)医院感染监测的目的

1.获得医院感染的本底率

通过长期的监测可以准确地反映医院内不同人群的医院感染发病率或患病率，以及不同医院感染类型的发病率、患病率，建立可供比较和评价的医院感染的发病率或患病率基线。通过医院感染罹患率与医院感染本底发病率的比较，可以及时发现医院感染的波动，从而尽早识别医院感染的流行或暴发。

2.发现医院感染的危险因素

监测可以发现不同医院感染的高危因素。对相同医疗活动的不同操作方法所导致的医院感染的差异进行对比分析，从而发现医院感染的危险因素。

3.为制定医院感染控制措施提供科学依据

医院感染控制措施的提出是从实践到理论，再指导实践，并不断改进的科学过程。医院感染控制措施来源于医院感染监测。通过对监测结果的分析总结，提出医院感染控制新措施，并进一步观察相应措施实施后的效果，根据实施效果的评价对新措施进行改进。

4.评价医院感染控制措施的效果

只有通过医院感染监测才可以判定医院感染控制措施的效果。通过监测发现问题，制定相应的控制措施，措施是否有效还得通过持续的监测才能得到证实，因此对各种监测方法和控制措施进行绩效评估是医院感染监测的一项重要内容。很多医院感染控制措施看似有效，但是通过监测发现是无效的并可能是有害的。比如定期更换中心静脉导管来预防导管相关性血流感染，通过监测发现并不能降低感染，反而会增加污染的概率，所以在必须保留中心静脉导管的基础上如无感染症状无需定期更换导管。

5.及时发现和鉴别医院感染暴发

通过与基线感染发病率的对比，可以及时发现医院感染暴发的苗头。医院感染监测结合微生物实验资料，可以对医院感染暴发做出早期预警，但是暴发最终的确定还需要分子生物学的支持。

6.提高医务人员对医院感染控制措施的依从性

监测医务人员对医院感染控制措施的实施情况，对医院感染控制的实施情况与医院感染结局的相关性进行分析，并反馈给相应的医务人员，通过事实和数据，可以提高医务人员对感染控制措施的依从性。使医务人员在工作中自觉减少医院感染的危险因素，从而降低感染率。

7.促进医院内部或医院间感染控制的对比提高

感染率的比较有利于减少医院感染的危险因素。通过医院内部的不同科室感染率的对比，可以促进科室间的相互学习；医院间感染率的比较，可以促进医院间的先进经验的交流，从而达到相互促进降低医院感染的目的。但是感染率的比较要注意相互之间的可比性，通常需要按照危险因素对感染率进行校正。

8.为医院感染科研工作提供线索

通过监测可以发现工作中存在的问题，需要进行深入的研究，为开展科研工作提供了一个好的切入点。

9.为医院感染相关纠纷提供证据

医院感染监测为医院感染的鉴定提供最直接的证据。据公开资料显示，早在 2008 年 10 月 1 日以后，美国联邦保险就对导管相关的血流感染、导管相关的尿路感染、手术切口的感染（冠状动脉搭桥术后的纵隔炎）等医院感染拒绝支付相关费用，不再为医疗失误买单，这也将成为医疗保险的趋势。做好医院感染监测即是减少医院感染的有效手段，也将成为保护医院利益不受损害的武器。

(二)医院感染监测的意义

90%～95%的医院感染是呈散发的形式，我国绝大部分的医院感染报告基本上都是来源于监测。通过监测收集的资料可以了解本单位医院感染的基本情况，掌握这些信息可以深入地认识医院感染的规律性，从而制定有效的医院感染控制措施，减少医院感染管理工作的盲目性，降低医院感染发病率。

医院感染监测是医院感染管理中一个十分重要的部分，随着现代医疗技术的发展，各种先进医疗器械及抗菌药物的广泛应用、新病原菌的出现及老龄人口增多等因素使医院感染已成为亟待解决的实际问题，需要通过有效的监测来掌握不断变化的医院感染危险因素，从而提高医疗卫生质量和安全性。因此医院感染管理是以监测为基础，控制为目标。没有监测为依据的控制措施是盲目的，只有监测而不采取行动是无意义的。

医院感染监测对规范抗菌药物的使用、抵抗细菌耐药性的泛滥具有重大的意义。随着“超级细菌”的出现，细菌耐药性在全球范围内愈演愈烈，抵抗细菌耐药性刻不容缓。对细菌耐药性的监测逐渐成为医院感染监测的工作重点，近年来大力开展的细菌耐药性监测和抗菌药物临床应用监测，使掌握细菌耐药性的变迁成为可能，为临床医师合理选择抗菌药物提供了依据。

医院感染监测是不断发展的，我国医院感染监测工作起步晚但发展快，从1986年成立时只有17所医院的监测系统到1998年全国医院感染监测网络的建立，标志着我国医院感染监测进入了一个新的时代。医院感染监测近年来又有了新的变化：在医院感染监测方法上，从全面综合性监测向多样化的目标性监测方向发展；监测范围从单纯住院患者监测扩大到以住院患者为主，并包括医务人员、部分门诊患者和陪护等；监测内容从单纯的发病率监测发展到近年来对手术部位、呼吸机相关性肺炎、导管相关血流感染的监测，细菌耐药性监测；先进方法的引进和应用，分子生物学方法的发展，可通过对质粒、染色体的分析鉴别医院感染聚集性发生或根据暴发流行的病原菌，判断其传播方式或流行的规模。当前以目标性监测为主、横断面调查为辅、暴发流行调查为补充的医院感染监测新模式正在形成。随着监测工作的开展，必将会不断研究和开发出新的、更有效的监测方法。

二、监测的管理与要求

(1)医院应建立有效的医院感染监测与通报制度，及时诊断医院感染病例，分析发生医院感染的危险因素，采取针对性的预防与控制措施，并将医院感染监测控制质量纳入医疗质量管理考核体系。

(2)医院应培养医院感染控制专职人员和临床医务人员识别医院感染暴发的意识与能力。发生暴发时应分析感染源、感染途径，采取有效的控制措施。

(3)医院应建立医院感染报告制度，当医院感染暴发时，医疗机构应报告所在地的县(区)级地方人民政府卫生行政部门。报告包括初次报告和订正报告，订正报告应在暴发终止后1周内完成。医疗机构经调查证实发生以下情形时，应于12小时内向所在地的县级地方人民政府卫生行政部门报告，并同时向所在地疾病预防控制机构报告：5例以上疑似医院感染暴发；3例以上医院感染暴发。医疗机构发生以下情形时，应按照《国家突发公共卫生事件相关信息报告管理工作规范(试行)》的要求在2小时内进行报告：10例以上的医院感染暴发事件；发生特殊病原体或者新发病原体的医院感染；可能造成重大公共影响或者严重后果的医院感染。在医疗机构发生的医院感染和医院感染暴发属于法定传染病时，还应当按照《中华人民共和国传染病防治法》和《国家突发公共卫生事件应急预案》的规定进行报告。

(4)医院应制定切实可行的医院感染监测计划，如年计划、季度计划等。监测计划内容主要包括人员、方法、对象、时间等。

(5)医院应按以下要求开展医院感染监测：①新建或未开展过医院感染监测的医院，应先开展全院综合性监测。监测时间应不少于2年。②已经开展2年以上的全院综合性监测的医院应开展目标性监测。目标性监测持续时间应连续6个月以上。③医院感染患病率调查应每年至少开展1次。

(6)人员与设施：医院应按照每200～250张实际使用病床，配备1名医院感染专职人员；专职人员接受监测与感染控制知识、技能的培训并熟练掌握。医院应在医院信息系统建设中，完善医院感染监测系统与基础设施；医院感染监测设施运转正常。

三、医院感染监测制度

(1)医院应按照《医院感染监测规范》的要求为医院感染管理科配备足够的医院感染专职人员，专职人员应接受监测与感染控制相关技能的培训并取得相应证书。

(2)医院感染管理科应长期、系统、连续地进行医院感染监测。

(3)制定切实可行的医院感染监测计划，监测计划要包括监测对象、监测方法、监测时间、监测人员等内容。

(4)医院应建立医院感染监测信息系统,定期对重点环节、重点人群与高危因素进行监测与分析,医院感染监测信息系统应具备预警功能。

(5)按照《医院感染监测规范》的监测方法进行全院综合性监测。每季度对监测资料进行汇总、分析,并向医院感染管理委员会书面汇报和反馈。

(6)每年对监测资料进行评估。开展医院感染的漏报调查,调查样本量应不少于每年监测人数的10%,漏报率应低于20%。

(7)对医院感染病原体分布及其抗感染药物的敏感性进行监测,并根据本院的特点与医院感染的重点和难点,积极开展目标性监测。

(8)为重点部位和重点部门的医院感染发病率(呼吸机相关性肺炎感染发病率、泌尿道插管相关泌尿道感染发病率、血管导管相关血流感染发病率、手术部位感染发病率)制定监控指标。

(9)医院应对消毒、灭菌效果定期进行监测,监测方法执行《医院消毒卫生标准》。

(10)医院视自身情况开展环境卫生学监测。当有医院感染流行,怀疑与医院环境卫生等因素有关时,应及时进行流行病学监测,监测方法按国家规定执行。

四、环境卫生学监测及消毒灭菌效果监测制度

(1)医院感染管理科应定期对重点科室、重点环节进行微生物学监测,对监测结果及时进行分析、总结,针对问题提出整改建议。

(2)科室应妥善保存微生物学监测报告单及医疗用品消毒灭菌记录,至少3年。

(3)当有医院感染流行或暴发,怀疑与医院环境卫生有关时,应及时进行监测,并进行相应致病性微生物的检测,监测方法及卫生标准应符合国家规定。

五、医院感染监测的改进建议

(一)制定统一的医院感染监测标准与方法

建立统一标准和数据字典的工作应提到日程上来。未来还将在基于HIS的医院感染实时监测预警系统的基础上,研制出医院感染区域统计分析上报系统,或设计出与原有上报系统无缝连接的接口,增加了不同医院相互间医院感染信息的横向比较,即不同的用户按其权限查阅相应的数据资料,系统将提供同等级别医院感染监测的平均参数,使医院了解自身感染情况和比较控制效果。因

此，医院感染监测系统应达到3个基本要求：目的必须非常明确；必须使用标准化的定义、数据条目和规则；必须指定一个机构来制定标准化定义和规则、接收数据并评估其质量、标准化危险调整基准方法、解释和发布数据。

(二)科学制定监测目标以监测结果指导干预工作

经过近20年的全面综合性监测，部分区域和医疗机构已基本掌握了其医院感染发生的水平、重点部门及环节，我国正处于由全面综合性监测向重点环节目标性监测的转型时期。针对医院规模、诊疗范围和患者人群等不同特点，医疗机构可以选择其重点部门、重点环节和重点流程进行目标性监测。为了收集和分享有效的监测信息，应在全国或以区域为中心确定监测目标，了解与掌握各区域的医院感染重点环节和主要危险因素，并以监测的结果指导医院感染控制工作。

(三)建立医院感染管理信息化

三级监控网络：各级医院院内网络信息共享平台、地区级信息网络平台、国家级信息网络平台。在各省、自治区、直辖市卫生行政部门的领导下，各地区分别建立了医院感染管理质量控制和改进中心，搭建了卫生行政部门与医疗机构之间的桥梁，初步实现了医院感染管理的区域化指导和监管工作。医院感染质控中心通过医院感染监测系统掌握各医疗机构医院感染的发生和控制情况，并给予医疗机构专业指导；与此同时，医院感染质控中心定期向卫生行政部门反馈其辖区内医疗机构医院感染控制情况，使其对医疗机构的监管重点突出、有的放矢。卫生行政机构监管工作的加强，能够在一定程度上提高医院管理者对医院感染监测和控制的重视。

(四)建立医院感染病例监测的预警功能

由感染管理专职人员与各临床科室医务人员，根据各科室具体病种和感染危险因素(致死性原发疾病、全身广谱抗药菌物的应用、伤口引流、免疫抑制剂的应用、机械通气、免疫缺陷、留置导尿管、长期住院、高龄等)充分讨论设定，建立评价体系，对在院患者进行医院感染危险性评分来预测患者面临的感染危险，由计算机自动运行，进行预警运算，系统提示感染专职人员及时和有的放矢地进行医院感染的预防控制。

随着信息技术在医院感染监测与控制方面的应用、推广和提高，使得医院感染监测数据的精确性和统计速度在增加；节约开发成本；能够对医院感染相关因素进行主动、连续和系统地监测分析；可从多个资源点持续监测和分析患者数据，如电子病历、药房、实验室、放射科及其他电子资源，从而自动地捕获相关信息，提示医院感染相关事件，提高医院感染管理专职人员对感染事件的干预效果，更新临床医务人员的感染控制观念和增强感染控制意识，确保医疗质量和医患安全。

第二节　多重耐药菌感染预防与控制

一、基本概念

细菌的多重耐药(multidrug-resistant，MDR)不是天然固有耐药，而是后天获得性耐药，与抗菌药物使用压力有关。对临床使用的 3 类或 3 类以上抗菌药物同时呈现耐药的细菌即可称为多重耐药菌。

针对葡萄球菌属，一般把体外药敏试验中耐甲氧西林/耐苯唑西林/耐头孢西丁的金黄色葡萄球菌及凝固酶阴性葡萄球菌视作多重耐药菌，分别称为耐甲氧西林金黄色葡萄球菌(methicillin-resistant staphylococcus aureus，MRSA)及耐甲氧西林凝固酶阴性葡萄球菌。

针对肠球菌属，由于其天然耐药谱较广，因此一般是将后天获得了耐药基因的耐万古霉素的粪肠球菌和屎肠球菌称为多重耐药肠球菌。而对于临床上较少见的鹑鸡肠球菌、铅黄肠球菌和黄色肠球菌等，虽然大部分也对糖肽类耐药，但这种耐药性属天然固有耐药，因此多重耐药菌的监测一般不将其包括在内。

针对革兰阴性杆菌，对以下五大类抗菌药物(抗假单胞菌头孢菌素类、含有β-内酰胺酶抑制剂的复合制剂、氨基糖苷类、氟喹诺酮类、碳青霉烯类)中的 3 类或超过 3 类的抗菌药物耐药即视作多重耐药，一般包括多重耐药的非发酵菌(如铜绿假单胞菌、鲍曼不动杆菌等)、产超广谱 β-内酰胺酶和高产头孢菌素酶的肠杆菌科细菌(如大肠埃希菌、肺炎克雷伯菌、阴沟肠杆菌等)。

随着抗菌药物使用压力的增大及细菌多重耐药程度的加剧，近些年又出现了泛耐药菌株(俗称“超级细菌”)，则是较多重耐药更为严重的一种耐药情况，主要是指多重耐药菌的耐药谱进一步扩大，如耐万古霉素金黄色葡萄球菌(vancomycin resistant staptytococous aureus，VRSA)；耐碳青霉烯类的革兰阴性杆菌，如产碳青霉烯酶/产金属 β-内酰胺酶的鲍曼不动杆菌、铜绿假单胞菌、肺炎克雷伯菌、大肠埃希菌、产酸克雷伯菌、阴沟肠杆菌、变形杆菌、弗劳地枸橼酸菌、普罗威登菌、摩根摩根菌等。

二、多重耐药菌的耐药机制

细菌对抗菌药物的耐药机制可有多种，最重要的是产生灭活酶如β-内酰胺酶、氨基糖苷钝化酶等；其次为靶位改变如青霉素结合蛋白改变等；其他尚有胞膜通透性改变，使药物不易进入；细菌泵出系统增多，促进排出已进入细菌内的药物；胞膜主动转运减少、建立新的代谢途径、增加拮抗药物等，两种以上的机制常可同时启动。细菌特别是条件致病菌，因经常有机会与各种抗菌药物接触，故在细菌细胞内的质粒、染色体、转座子、整合子等上可有耐药基因或多种耐药基因的积聚，并借结合、转导和转化而在不同种细菌、革兰阳性菌和革兰阴性菌间彼此频繁交换，耐药基因一旦获得则会较长期存留。转座子和整合子(以及更小的 DNA 片段)由于分子量小和活动自如，故在耐药基因转移和 MDR 形成中起主导作用。

(一)耐甲氧西林葡萄球菌

耐甲氧西林葡萄球菌因其染色体*mecA* 基因编码产生变异的低亲和力的青霉素结合蛋白 2a，造成该葡萄球菌对目前所有可用的β-内酰胺类抗菌药物都耐药，该菌同时对氨基糖苷类、大环内酯类抗生素和克林霉素交叉耐药，仅对糖肽类抗生素(万古霉素和替考拉宁)及唑烷酮类抗菌药物(利奈唑胺)敏感。耐甲氧西林葡萄球菌包括 MRSA 和凝固酶阴性葡萄球菌，其中 MRSA 已成为世界范围内主要的医院感染病原菌之一。

(二)产超广谱β-内酰胺酶的肠杆菌科细菌

超广谱β-内酰胺酶由克雷伯菌属、大肠埃希菌和奇异变形杆菌等肠杆菌科细菌产生，由质粒介导，因 TEM-1、TEM-2 和 SHV-1 突变导致。临床观察发现肠杆菌科细菌对β-内酰胺类药物(包括青霉素类、头孢菌素类和氨曲南)耐药，但对碳青霉烯类和头霉烯类药物敏感，对部分含有β-内酰胺酶抑制剂的复合制剂也敏感。值得注意的是，我国第三代头孢菌素在临床应用上以头孢噻肟和头孢哌酮的量最大，容易选择出对头孢噻肟耐药而对头孢他啶敏感的 CTX-M 型超广谱β-内酰胺酶。TEM 来源的经典超广谱β-内酰胺酶(耐头孢他啶为主)在我国并不多见。

(三)泛耐药的革兰阴性杆菌

已有细菌通过产生碳青霉烯酶、金属β-内酰胺酶、外膜蛋白通道缺失、通过外排泵将药物泵出细胞等诸多机制而导致其对碳青霉烯类耐药。更为复杂的是渗透障碍和泵出机制常涉及多种类型的抗菌药物,如氟喹诺酮类、氨基糖苷类和替加环素等。同时革兰阴性杆菌的多种耐药基因可整合在可移动的遗传元件上,能在不同的细菌中传播,为临床抗感染治疗和医院感染控制带来极大困难。

(四)VRSA

金黄色葡萄球菌因携带来源于肠球菌的*vanA*基因而导致对万古霉素的高水平耐药(最低抑菌浓度≥32 μg/mL)。

三、多重耐药菌的演变历史

(一)MRSA

MRSA于1961年由英国首次报道。美国于1968年开始报道。到20世纪80年代,MRSA已在全世界的许多医院流行。在一些亚洲国家,70%～80%的金黄色葡萄球菌是MRSA。上海市1980年以前,MRSA仅占所有金黄色葡萄球菌的5%,但在1985年已上升至24%,1992年后更是高达50%～70%。

美国国家医疗安全网络2006－2007年监测报告显示:MRSA占检出的金黄色葡萄球菌的56.2%。我国原卫生部全国细菌耐药监测网监测数据显示:2005－2006年MRSA与耐甲氧西林表皮葡萄球菌的检出率分别为62.9%和72.8%;2006－2007年MRSA与耐甲氧西林表皮葡萄球菌的检出率分别为56.1%和81.0%;2008全年MRSA与耐甲氧西林表皮葡萄球菌的检出率分别为67.6%和83.2%;2009年全年MRSA与耐甲氧西林表皮葡萄球菌的检出率分别为58.5%和75.8%。

(二)万古霉素耐药肠球菌

自1985年人们首次发现万古霉素耐药肠球菌(vancomycin-resistant Enterococcus,VRE)(1987年首次报道)之后,仅仅几年时间VRE就传遍了全世界。到20世纪90年代中期,几乎所有医院都发生了耐万古霉素肠球菌的感染。在1989年之前,几乎所有从血液中分离到的肠球菌都对万古霉素敏感,但到了2000年,某些地区肠球菌耐药菌株的比例已上升到25.9%。一份来自美国的数据表明,屎肠球菌对万古霉素的耐药率由1995年的26%上升到1997年的49%。

美国国家医疗安全网络2006－2007年监测数据显示:VRE占检出肠球菌的33.3%。我国原卫生部全国细菌耐药监测网监测数据显示:2006－2007年对万古霉素耐药的粪肠球菌和屎肠球菌分别占 1.3%和 3.2%；2008 年对万古霉素耐药的粪肠球菌和屎肠球菌分别占 0.4%和 2.8%；2009 年全年对万古霉素耐药的粪肠球菌和屎肠球菌分别占 1.2%和 4.2%。肠球菌出现对万古霉素耐药以及对氨基糖苷类抗生素和氨苄西林的高水平耐药已对临床抗感染治疗构成威胁，VRE 已成为不容忽视的院内感染病原菌之一。

(三)VRSA

由于 MRSA 在全球范围的大量出现，迫使万古霉素和替考拉宁等糖肽类抗生素在临床上的使用越来越多，最终导致 20 世纪末出现对糖肽类敏感性降低甚至耐药的金黄色葡萄球菌。1997 年，日本报道了一株对万古霉素敏感性降低(最低抑菌浓度≥8 μg/mL)的金黄色葡萄球菌(vancomycin intermediate *S.aureus*，VISA)。截止到 2002 年，世界范围内已有 11 个国家共 24 例 VISA 感染的报道。2002 年美国 CDC 报道了两株对万古霉素高水平耐药(最低抑菌浓度≥32 μg/mL)的金黄色葡萄球菌。2004 年美国报道了第三株 VRSA，2005 年美国又报道了第四株 VRSA。可以预料在未来的时间里，葡萄球菌对糖肽类抗生素的耐药性将更为普遍。我国迄今为止尚未发现 VRSA 的报道。

(四)耐药的革兰阴性杆菌

英国 20 世纪 90 年代初即有产超广谱 β-内酰胺酶的肺炎克雷伯菌引起院内感染暴发的报道。1991 年，美国首次报道了对碳青霉烯类耐药的鲍曼不动杆菌(carbapenem-resistant *A.baumannii*，CRAB)引起医院感染的暴发流行。随后，许多国家相继发现碳青霉烯类耐药鲍曼不动杆菌暴发或局部流行的现象。而仅对黏菌素敏感的鲍曼不动杆菌(colistinonly-sensitive *A.baumanni*，COS-AB)及泛耐药鲍曼不动杆菌的出现则更是引起全球广泛的关注。上海某大型综合教学医院 2004 年首次出现 COS-AB 暴发流行；同年，北京某大型综合教学医院也出现了 COS-AB 暴发流行。特别是近几年来，泛耐药鲍曼不动杆菌的暴发流行情况在部分地区已呈“失控”趋势。

美国国家医疗安全网络 2006－2007 年监测报告显示：铜绿假单胞菌和鲍曼不动杆菌对碳青霉烯类的耐药比例分别为 25.3%和 25.6%～36.8%；大肠杆菌对碳青霉烯类的耐药率为 0.9%～4.0%，对头孢曲松或头孢他啶的耐药率为 5.5%～11.0%；不同感染部位感染的肺炎克雷伯菌对碳青霉烯的耐药率为 3.6%～10.8%，对头孢曲松或头孢他啶的耐药率为 21.2%～27.1%。

我国原卫生部全国细菌耐药监测网监测数据显示：2005－2006 年，铜绿假单胞菌和鲍曼不动杆菌对碳青霉烯类的耐药比例分别为 10.6%和 10.4%。2006—2007 年铜绿假单胞菌和鲍曼不动杆菌对碳青霉烯类的耐药比例分别为 33.2%和 23.4%。大肠埃希菌、肺炎克雷伯菌产超广谱 β-内酰胺酶比例分别为 35.3%和 24.6%。2008 年铜绿假单胞菌和鲍曼不动杆菌对碳青霉烯类的耐药比例分别为 21.8%和 41.8%。2009 年,铜绿假单胞菌和鲍曼不动杆菌对碳青霉烯类的耐药比例分别为 27.3%和 45%以上;大肠埃希菌和肺炎克雷伯菌中产超广谱 β-内酰胺酶菌株分别占 66.2%和 46.5%,对碳青霉烯类的耐药比例分别为<1%和<3%。

四、我国与发达国家细菌耐药形势之比较

将我国近几年的监测数据与国外同期数据比较,不难发现我国细菌耐药情况较发达国家更为严重。美国及欧洲大部分国家 MRSA 分离比例多在 5.0%～40.0%,而我国高达 58.5%;大肠埃希菌中产超广谱 β-内酰胺酶菌株比例,欧美国家在 6%～30%左右,而我国为 66.2%;铜绿假单胞菌对亚胺培南的耐药率美国为 18.3%,而我国为 27.3%;美国鲍曼不动杆菌中对碳青霉烯类耐药比例为 25.6%～36.8%,我国则为 45%以上。当然,我国迄今为止尚无发现 VRS 的报道,以及 VRE 1.2%～4.2%的检出比例远低于美国的 33.3%。但总体衡量与评价,必须清醒而客观地认识到,我国耐药菌感染的防控面临着较发达国家更为严峻的挑战,发达国家与地区在耐药控制与抗菌药物管理方面的经验值得我们很好地借鉴。

五、多重耐药菌日益增多的成因

在正常情况下由染色体介导的耐药性耐药菌往往带有一定缺陷,而质粒介导产生的耐药菌则与敏感菌一样,可迅速生长繁殖。但质粒或染色体介导的耐药性,一般只发生于少数细菌中,难与占压倒性优势的敏感菌竞争,故其危害性不大;只有当敏感菌因抗菌药物的选择性压力而被大量杀灭后,耐药菌才得以迅速繁殖而成为优势菌,并导致各种难治性感染的发生。因此耐药菌尤其是 MDR 的发生和发展是抗菌药物广泛应用,特别是无指征滥用的后果。产超广谱 β-内酰胺酶菌株的出现主要与第三代头孢菌素的大量应用所造成的抗菌药物压力有关。为治疗产超广谱 β-内酰胺酶菌株引发的感染,临床上多应用碳青霉烯类进行治疗,而大量碳青霉烯类药物的应用导致耐碳青霉烯类的铜绿假单胞菌和鲍曼不动杆菌日益增多,近年来更是诱导出耐碳青霉烯类的肠杆菌科细菌,如产碳青霉烯酶的肺炎克雷伯菌,碳青霉烯酶能够水解包括碳青霉烯类在内的所有 β-

内酰胺类抗生素。近期在全球范围内广受关注的新德里金属β-内酰胺酶1号耐药基因存在于质粒上，能够在肠杆菌之间传递，耐药性极强，携带此耐药质粒的细菌仅对粘菌素和替加环素敏感，而这两种药物尚未引入我国的临床治疗中，因此，携带新德里金属β-内酰胺酶1号的“超级耐药菌”感染一旦暴发，后果堪忧。许多临床医师为了追求所谓的“最佳”抗感染疗效，一味地使用强效广谱抗菌药物，既很少考虑患者自身的具体情况，也不考虑诱导产生耐药菌的危害，缺乏必要的合理用药知识和减少耐药菌的全局观念，同时也存在部分商业利益驱使的因素，当然也不排除在医患关系紧张的大环境下医师有自我保护心理，上述诸多因素的综合作用的结果就是不合理应用的现象愈演愈烈。

六、全球各国遏制多重耐药菌的行动

在20世纪90年代末至20世纪末，世界卫生组织就细菌耐药的问题召开了一系列正式的顾问委员会会议、专家工作组会议以及相关协商会议，目的在于评估因细菌耐药对公众健康所造成的日益严重的威胁及相关控制措施的效果，并出台了一系列的推荐意见。上述的诸多努力和工作，最终在2001年以编制了《世界卫生组织控制细菌耐药性的全球策略》及一系列的支持性背景资料和技术指南而得以体现。为做好耐药菌感染的防控工作，美国的医院感染监测系统(National Nosocomial Infections Surveillance，NNIS)于1970年建立，现已并入美国医疗安全网，欧盟医院感染监控系统(Hospital in Europe Link for Infection Control through Surveillance，HELICS)(1994年建立)以及欧洲细菌耐药监测系统(European Antimicrobial Resistance Surveillance System，EARSS)(1998年建立)等都定期公布耐药菌监测结果，借此指导相关国家及地区的耐药菌防控工作。我国原卫生部、中医药管理局、解放军总后勤部卫生部联合于2004年颁布了《抗菌药物临床应用指导原则》，为推进我国抗菌药物合理应用奠定了基础，也体现我国政府遏制抗菌药物滥用的决心。为配合《抗菌药物临床应用指导原则》的实施，原卫生部于2005年正式发文建立“全国细菌耐药监测网”与“抗菌药物应用监测网”，目的在于掌握我国抗菌药物应用与细菌耐药状况，制订相应管理措施，为临床抗菌药物选择提供技术支持。北京大学第一医院临床药理研究所受原卫生部委托承担了全国细菌耐药监测网的组织实施工作。该监测网建立后，每年均会发布耐药菌监测信息。

为进一步遏制因抗菌药物滥用导致细菌耐药流行，避免人类进入无药可用的“后抗生素”时代的危境，世界卫生组织在2007年的世界卫生报告中将细菌耐

药列为危害公共安全的人为因素之一,并要求各成员国积极应对。2011 年更是将世界卫生日的主题定为:抵御耐药性——今天不采取行动,明天就无药可用!为响应世界卫生组织的号召,也为了应对我国日益严重的细菌耐药形势,原卫生部办公厅于 2008 年 6 月发布了关于加强多重耐药菌医院感染控制工作的通知,指出近年来,多重耐药菌已经逐渐成为我国医院感染的重要病原菌,对医疗机构提出以下要求。第一,应加强多重耐药菌的医院感染管理,有效预防和控制多重耐药菌在医院内的传播,保障患者安全。第二,加强对 MRSA、VRE、产超广谱β-内酰胺酶的细菌和多重耐药的鲍曼不动杆菌等实施目标性监测,及时发现、早期诊断多重耐药菌感染患者和定植患者,加强微生物实验室对多重耐药菌的检测及其对抗菌药物敏感性、耐药模式的监测,根据监测结果指导临床对多重耐药菌医院感染的控制工作。医疗机构多重耐药菌感染暴发时,应当按照《医院感染管理办法》的规定进行报告。第三,加强医务人员的手卫生。第四,严格实施隔离措施。第五,切实遵守无菌技术操作规程。第六,加强医院环境卫生管理。第七,加强抗菌药物的合理应用。第八,加强对医务人员的教育和培训。该文件还同时要求地方各级卫生行政部门应加强对医疗机构的监管,以加大抗菌药物合理使用管理力度。2010 年 9 月,一篇文献报道了研究者在印度、巴基斯坦和英国的许多地区均分离到可以产生新德里金属β-内酰胺酶 1 号的超级耐药细菌。这些细菌由于新德里金属β-内酰胺酶 1 号及其他耐药基因的共同作用,对现今几乎所有类型的抗生素都具有耐药性。为进一步加强医疗机构抗菌药物临床应用管理,促进抗菌药物合理使用,有效控制细菌耐药,保证医疗质量和医疗安全,原卫生部决定 2011—2013 年在全国范围内开展抗菌药物临床应用专项整治活动。该专项整治活动重点内容包括以下几点。

(一)明确抗菌药物临床应用管理责任制

医疗机构主要负责人是抗菌药物临床应用管理第一责任人,将抗菌药物临床应用管理作为医疗质量和医院管理的重要内容纳入工作安排;明确抗菌药物临床应用管理组织机构,以及各相关部门在抗菌药物临床应用管理中的职责分工,层层落实责任制,建立健全抗菌药物临床应用管理工作制度和监督管理机制。

卫生行政部门与医疗机构主要负责人、医疗机构主要负责人与临床科室负责人分别签订抗菌药物合理应用责任状,根据各临床科室不同专业特点,科学设定抗菌药物应用控制指标。卫生行政部门和医疗机构把抗菌药物合理应用情况作为院长、科室主任综合目标考核以及晋升、评先评优的重要指标。原卫生部和省级卫生行政部门将抗菌药物临床应用情况纳入医院评审、评价和临床重点专科建设指标体系。

(二)严格落实抗菌药物分级管理制度

医疗机构明确本机构抗菌药物分级管理目录,对不同管理级别的抗菌药物处方权进行严格限定,明确各级医师使用抗菌药物的处方权限;采取有效措施,保证分级管理制度的落实,杜绝医师违规越级使用处方的现象。特殊使用级抗菌药物不得在门诊使用。

(三)建立抗菌药物遴选和定期评估制度、加强抗菌药物购用管理

严格控制抗菌药物购用品种、品规数量,保障抗菌药物购用品种、品规结构合理。三级综合医院抗菌药物品种原则上不超过 50 种,二级综合医院抗菌药物品种原则上不超过 35 种;口腔医院抗菌药物品种原则上不超过 35 种,肿瘤医院抗菌药物品种原则上不超过 35 种,儿童医院抗菌药物品种原则上不超过 50 种,精神病医院抗菌药物品种原则上不超过 10 种,妇产医院(含妇幼保健院)抗菌药物品种原则上不超过 40 种。同一通用名称注射剂型和口服剂型各不超过 2 种,具有相似或者相同药理学特征的抗菌药物不得重复采购。头霉素类抗菌药物不超过 2 个品规;第三代及四代头孢菌素(含复方制剂)类抗菌药物口服剂型不超过5 个品规,注射剂型不超过 8 个品规;碳青霉烯类抗菌药物注射剂型不超过 3 个品规;氟喹诺酮类抗菌药物口服剂型和注射剂型各不超过 4 个品规;深部抗真菌类抗菌药物不超过 5 个品种。

(四)加大抗菌药物临床应用相关指标控制力度

综合医院住院患者抗菌药物使用率不超过 60%,门诊患者抗菌药物处方比例不超过 20%,急诊患者抗菌药物处方比例不超过 40%,抗菌药物使用强度的限定日剂量(DDDs)力争控制在每百人每天 40 DDDs 以下。口腔医院住院患者抗菌药物使用率不超过 70%,门诊患者抗菌药物处方比例不超过 20%,急诊患者抗菌药物处方比例不超过 50%,抗菌药物使用强度力争控制在每百人每天 40 DDDs以下。肿瘤医院住院患者抗菌药物使用率不超过 40%,门诊患者抗菌药物处方比例不超过 10%,急诊患者抗菌药物处方比例不超过 10%,抗菌药物使用强度力争控制在每百人每天 30 DDDs 以下。儿童医院住院患者抗菌药物使用率不超过 60%,门诊患者抗菌药物处方比例不超过 25%,急诊患者抗菌药物处方比例不超过 50%,抗菌药物使用强度力争控制在每百人每天 20 DDDs 以下(按成人规定日剂量标准计算)。精神病医院住院患者抗菌药物使用率不超过

5%，门诊患者抗菌药物处方比例不超过 5%，急诊患者抗菌药物处方比例不超过 10%，抗菌药物使用强度力争控制在每百人每天 5 DDDs 以下。妇产医院(含妇幼保健院)住院患者抗菌药物使用率不超过 60%，门诊患者抗菌药物处方比例不超过 20%，急诊患者抗菌药物处方比例不超过 20%，抗菌药物使用强度力争控制在每百人每天 40 DDDs 以下。住院患者手术预防使用抗菌药物时间控制在术前 30 分钟到 2 小时(剖宫产手术除外)，抗菌药物品种选择和使用疗程合理。Ⅰ类切口手术患者预防使用抗菌药物比例不超过 30%，其中，腹股沟疝修补术(包括补片修补术)、甲状腺疾病手术、乳腺疾病手术、关节镜检查手术、颈动脉内膜剥脱手术、颅骨肿物切除手术和经血管途径介入诊断手术患者原则上不预防性使用抗菌药物；Ⅰ类切口手术患者预防性使用抗菌药物时间不超过 24 小时。

(五)加强临床微生物标本检测和细菌耐药监测

接受抗菌药物治疗的住院患者，在抗菌药物使用前患者的微生物检验样本送检率不低于 30%，接受限制使用级抗菌药物治疗的住院患者抗菌药物使用前微生物检验样本送检率不低于 50%；接受特殊使用级抗菌药物治疗的住院患者抗菌药物使用前微生物送检率不低于 80%。开展细菌耐药监测工作，定期发布细菌耐药信息，建立细菌耐药预警机制，针对不同的细菌耐药水平采取相应应对措施；医疗机构按照要求向全国抗菌药物临床应用监测网报送抗菌药物临床应用相关数据信息，向全国细菌耐药监测网报送耐药菌分布和耐药情况等相关信息。

(六)落实抗菌药物处方点评制度

医疗机构充分运用信息化手段，每个月组织对 25%的具有抗菌药物处方权医师所开具的处方、医嘱进行点评，每名医师不少于 50 份处方、医嘱，重点抽查感染科、外科、呼吸科、重症医学科等临床科室及Ⅰ类切口手术和介入诊疗病例。医疗机构根据点评结果，对合理使用抗菌药物前 10 名的医师向全院公示；对不合理使用抗菌药物前 10 名的医师，在全院范围内进行通报。点评结果作为科室和医务人员绩效考核重要依据。对出现抗菌药物超常处方 3 次以上且无正当理由的医师提出警告，限制其特殊使用级和限制使用级抗菌药物处方权；限制处方权后，仍出现超常处方且无正当理由的，取消其抗菌药物处方权。药师未按照规定审核抗菌药物处方与用药医嘱，造成严重后果的，或者发现处方不适宜、超常处方等情况未进行干预且无正当理由的，医疗机构应当取消其药物调剂资格。

医师处方权和药师药物调剂资格取消后，在 6 个月内不得恢复。

(七)建立完善省级抗菌药物临床应用和细菌耐药监测网

省级卫生行政部门建立本辖区抗菌药物临床应用监测网和细菌耐药监测网，与全国抗菌药物临床应用监测网和细菌耐药监测网互联互通；定期公布本辖区抗菌药物临床应用情况和细菌耐药监测情况，督促和指导本辖区医疗机构合理应用抗菌药物。各省级抗菌药物临床应用监测网和细菌耐药监测网在 2012 年6 月 1 日前正式运行，2012 年 12 月底向原卫生部提交 2012 年度监测报告。

(八)建立抗菌药物临床应用情况通报和诫勉谈话制度

医疗机构要定期对临床科室和医务人员抗菌药物临床应用情况进行汇总，并向核发《医疗机构执业许可证》的卫生行政部门报告。对非限制使用级抗菌药物的临床应用情况，每年报告一次；对限制使用级和特殊使用级抗菌药物临床应用情况，半年报告一次。原卫生部和省级卫生行政部门根据监测和医疗机构上报情况对医疗机构抗菌药物使用量、使用率和使用强度进行排序，对于未达到相关目标要求并存在严重问题的，召集医疗机构第一责任人进行诫勉谈话，并将有关结果在一定范围内予以通报。

(九)完善抗菌药物管理奖惩制度、严肃查处抗菌药物不合理使用情况

卫生行政部门按照《中华人民共和国药品管理法》、《中华人民共和国医师法》和《医疗机构管理条例》等法律、法规，将抗菌药物临床应用合理性评估结果作为医师职称晋升、评先评优、定期考核、收入分配、绩效考核等工作的重要内容，加大对于抗菌药物不合理使用责任人的处理和惩罚力度，加大对合理使用抗菌药物行为的奖励力度，引导医务人员摒弃不合理用药行为，逐步树立良好的执业风气和合理用药氛围。对于存在抗菌药物临床不合理应用问题的医师，卫生行政部门或医疗机构应当视情形依法依规予以警告、限期整改、暂停处方权、取消处方权、降级使用、暂停执业、吊销《医师执业证书》等；构成犯罪的，依法追究刑事责任。对于存在抗菌药物临床不合理应用问题的科室，医疗机构应当视情形给予警告、限期整改；问题严重的，撤销科室主任行政职务。对于存在抗菌药物临床不合理应用问题的医疗机构，卫生行政部门应当视情形给予警告、限期整改、通报批评处理；问题严重的，追究医疗机构负责人责任。

为进一步加强医疗机构抗菌药物临床应用管理，规范抗菌药物临床应用行为，提高抗菌药物临床应用水平，促进临床合理应用抗菌药物，控制细菌耐药，保障医疗质量和医疗安全,原卫生部于 2012 年 4 月 24 日发布了《抗菌药物临床应用管理办法》,该办法自 2012 年 8 月 1 日起施行。

七、多重耐药菌防控措施

(一)政府层面高度重视多重耐药菌的防控工作是解决问题的前提

由于细菌多重耐药属后天获得性耐药,抗菌药物滥用是其根本成因,因此国家卫生行政部门应加大对抗菌药物合理使用的指导与监管工作,只有国家重视了,各医疗机构才会真正重视,才会投入必要的人力物力将耐药菌防控措施落实到位。只有各医疗机构均切实加强抗菌药物临床应用管理工作,切实采取多重耐药菌防控措施,才能彻底解决诱导耐药及多重耐药菌在各医疗机构间交叉传播的问题。

(二)做好多重耐药菌监测的信息化建设

有的放矢才能取得成效,监测工作对于评估耐药形势和评价控制措施的有效性均具有重要作用。监测工作需临床微生物实验室与医院感染控制部门协同完成。临床微生物实验室一旦检测出多重耐药菌,最好是 LIS 能在第一时间以醒目的方式自动反馈在临床科室及医院感染控制部门的网络终端,因此有条件的医院应力争在其 HIS 中实现 LIS 与医院感染监测系统及医嘱系统的链接,以保证临床科室和医院感染管理部门在第一时间获得多重耐药菌信息,便于临床及时隔离患者及感控人员,及时指导临床的防控工作,以及发现多重耐药菌暴发流行趋势,采取有针对性的防控措施避免发生多重耐药菌更大范围的播散。尚未建立医院信息系统的医疗机构应制定具有可行性的渠道畅通的多重耐药菌结果通报制度,以保证临床和医院感染管理部门及时获知相关信息。

(三)做好多重耐药菌感染/定植患者的隔离及其周边环境的清洁消毒

1.隔离患者

对多重耐药菌感染/定植患者应实施接触隔离。临床医师接到多重耐药菌报告后要立即开出“接触隔离”医嘱,护士执行医嘱在患者床头卡上增加“接触隔离”警示标识,全体医务人员严格执行“接触隔离”消毒隔离措施,患者相应部位的“多重耐药菌”标本检测阴性后方可解除隔离。

对于确诊/疑似多重耐药菌感染/定植的患者首选单间隔离,特别要优先单间隔离那些不能自行控制分泌物或排泄物的患者,因其更容易造成感染的传播。没有单间隔离条件时,对同种多重耐药菌感染/定植患者可采用同室或同区域隔离。当同室/同区域隔离条件也不具备时，可将多重耐药菌感染/定植患者与感染风险较小、住院时间短的患者相邻安置。有一点需要注意的是，医院里有相当比例的多重耐药菌是患者入院时带入的，特别是由其他医院转入的危重患者，往往会带着多重耐药菌感染入院，因此对于肯定/高度怀疑携带多重耐药菌并新入院的患者宜首先采取预防性隔离并及时送检标本，视检测结果再进行预防性隔离措施的调整，此种关口前移的防控方法会收到事半功倍的控制效果。

2.做好患者周边环境的清洁与消毒工作

清洁及消毒可能被耐药菌污染的环境及设备表面，包括靠近患者的物品（如床挡、小餐桌、床头桌、床旁各种仪器的按钮、旋钮、键盘、鼠标）及被频繁触摸的物品（如门把手、病房内卫生间内外）表面，且清洁及消毒频率要高于其他触摸机会小的物品的表面。多重耐药菌感染/定植患者的一般性诊查用品（如听诊器、血压计、体温计、叩诊锤、手电筒等）应专人专用，定期消毒。不能专人专用的设备、器具及用品，应在每次使用后即刻擦拭消毒或采用屏障保护。患者转出/出院/死亡后床单位及其周边环境，以及专用器具应进行较为彻底的消毒，消除耐药菌被传给下一位患者的隐患。

（四）做好手卫生及严格遵守无菌操作规则

因多重耐药菌最主要的传播途径是接触传播，因此做好手卫生对于防控耐药菌感染至关重要。医院应配备必要的实施手卫生的硬件设施及用品，如流动水、非手触式水龙头、一次性包装皂液、干手纸巾、速干手消毒剂等。全体医护人员严格遵循手卫生规范，接触含有多重耐药菌的血液、体液、分泌物、排泄物等应戴手套，操作完毕立即摘掉手套并洗手。及时密闭沾染多重耐药菌的医疗废物。医院应对医护人员的无菌操作技术制定严格的培训及考核制度，定期培训及考核，发现问题及时整改。

（五）改善抗菌治疗方案、合理使用抗菌药物

要减少细菌耐药性，一是要限制和减少抗菌药物的使用，二是要改善抗菌药物的使用，其最重要的是合理选择抗菌药物。要提倡临床用药的多元化，合理选择抗菌药物，同时要加强病原学检查并根据药敏试验的结果调整用药。一旦检出多重耐药菌，临床微生物实验室应增加药敏试验的范围，补充备选药物，进行联合药敏试验，为临床医师有效治疗患者提供更多的帮助。要对现有的抗感染疗效较好的抗菌药物进行保护性使用，这一点对于延缓耐药菌的出现及保持药物的临床抗感染能力至关重要。由于抗菌药物与其他常见病、多发病用药相比，

具有研发成本高、使用寿命短、后期利润低等缺点,因此医药公司研发抗菌药物积极性较低,近20年来几乎没有什么真正意义上的新抗菌药物问世,因此对现有抗菌药物品种的科学使用和保护性使用将是我们在未来的岁月里能否有效治疗临床细菌感染的关键性措施。

(六)加强对医护人员有关抗菌药物合理使用知识的宣教并同时加大监管力度

医师抗菌药物使用存在不合理现象,主要原因是缺乏相关的知识,因为抗菌药物的合理应用涉及很多相关领域的知识,如病原微生物学知识,抗菌药物分类及各大类不同品种的抗菌谱及抗菌特点,抗菌药物药效学知识,抗菌药物药物代谢动力学知识,抗菌药物过敏表现,患者自身脏器功能状况对药物选择的限制,患者年龄、妊娠哺乳期的特殊用药禁忌等。因此临床医护人员必须树立终身学习、与时俱进的理念,积极参加相关培训。各医院也要重视对医护人员的继续教育工作,为其参加培训创造良好的氛围和条件,还需有必要的相关考核。

医院的药事管理委员会应下设抗菌药物合理使用管理小组。除专业因素外,也存在一些其他非专业因素的作用,对此需要抗菌药物管理工作组充分发挥顶层把控作用。医院的医务处、门诊部、医院感染管理科及药剂科要充分沟通和协作,各司其职、各尽其责,定期抽查抗菌药物分级使用情况及运行病历和终末病历上的抗菌药物使用的合理性情况,发现问题及时整改。

第三节　职业暴露的预防和处理措施

一、医务人员职业暴露的相关因素

针对医务人员的职业暴露伤害,各个国家都给予了积极的关注,大量的调查研究显示,处于医疗特殊环境下的职业暴露包括职业危害因素导致的损伤和与工作有关疾病,包括物理性、化学性、生物性、心理性因素。

(一)物理性因素

1.噪音

噪音主要来源于各类仪器设备在工作时发出的声音。噪音不仅对人体听觉有明显损伤,对心血管也同样有损害,可导致高血压,同时使人烦躁、疲劳、注意力不集中等。

2.辐射及电击伤

随着医学的飞速发展，各种射线、光波、磁波等进入疾病的诊断与治疗中，医务人员接触各类射线的概率大大增多，长期接触这些射线及光波可致癌，而且还会影响女性的生育能力，导致不孕、流产、死胎等。由于大量的电器、仪器、设备投入临床，稍有不慎，可因短路、漏电、触电等发生意外事故。

3.紫外线

医用250 μm的紫外线能使空气中的氧分子分解成臭氧，起到杀菌作用。而臭氧是强氧化剂，对眼和肺是最具危害的刺激剂之一。臭氧能破坏呼吸道黏膜和组织，长期接触可致肺气肿和肺组织纤维化；眼睛接触臭氧可引起急性角膜炎、结膜炎。

4.负重伤

由于医务人员职业的特殊性，部分工作需要医务人员长久站立，低头操作，来回奔走、穿梭，推拉、搬运车辆或重物，常导致颈椎病、腰肌劳损、椎间盘突出、下肢静脉曲张等。

5.其他

使用压力蒸汽灭菌过程中不按操作流程操作导致的高温蒸汽烫伤等。

(二)化学性因素

1.细胞毒性药物

医务人员在配制细胞毒性药物及给药过程中，注射器插入药瓶或针管排气时药物产生肉眼看不见的含有毒性微粒的气溶胶和气雾，通过皮肤、黏膜或呼吸道进入人体。回收肿瘤患者用后的注射器、输液管等废弃物和排泄物时，也可能通过皮肤、呼吸道、口腔、黏膜等途径而受到低浓度药物的影响，日常频繁小剂量接触会因蓄积作用而产生远期影响，不但引起白细胞计数下降、自然流产率增高，而且有致癌、致畸、致突变的危险。

2.化学消毒剂

医务人员经常接触的各种化学消毒剂，如过氧乙酸、含氯消毒剂、甲醛、戊二醛等，均具有较大的挥发性，对人体皮肤、黏膜、呼吸道、神经系统均有一定损害，长期吸入可引起皮炎、过敏、哮喘等；醛类可使细胞突变、致畸、致癌。

3.吸入麻醉药

麻醉药主要有乙醚、安氟醚、异氟醚等，长期吸入微量的麻醉气体可影响肝、肾功能，可引起胎儿畸形、自然流产等，同时对工作人员的听力、记忆力及操作能力也会产生影响。

4.其他

体温计、血压计等都含有汞，当不慎损坏时，汞在常温下能持续挥发，可以通过呼吸道、消化道、破损的皮肤黏膜进入人体。汞具有一定的神经毒性和肾毒性，会对医务人员的健康造成影响。

(三)生物性因素

1.锐器伤

在诊疗、护理操作过程中，医务人员直接接触患者的血液、体液、分泌物、排泄物等，受感染的机会很多，而且日常工作经常接触刀、剪、各种针头等锐器，由于传递、安装和拆卸，医务人员极易受到锐器伤害。各种血源性传播疾病都可经污染锐器伤传播给医务人员，特别是 HIV、乙肝病毒、丙肝病毒(hepatitis C virus，HCV)感染的概率分别达到0.3%、6%～30%和 0.8%～1.8%。

2.皮肤黏膜暴露

由于在工作中要面对不同的患者，医务人员接触各种病原体的概率远比普通人群高。医务人员的皮肤黏膜经常暴露于患者的血液或体液(包括精液、阴道分泌物、滑液、脑脊液、胸膜液、心包液、腹膜液、羊水、唾液等)中，存在着医务人员与患者双向传播的危险。

3.其他

患者呼吸道分泌物、伤口脓液、排泄物、皮肤碎屑等，干燥后形成菌尘，可通过咳嗽、打喷嚏、清扫整理、人员走动、物品传递等扬起而污染空气及周围环境。一些医疗器械如呼吸机、雾化器、吸引器等在操作过程中也会把病原体播散到空气中。污染的空气可直接引起呼吸道感染、传播呼吸道疾病，医务人员长期处于这种污染的环境中，也有被感染的危险。

(四)心理性因素

在医院这个特定的环境中，要求医务人员在上班时间必须注意力高度集中，保持精神高度紧张，工作节奏快，所面临的工作性质具有高风险、高强度、高应激、无规律性，长期处于此环境中易造成严重的心理压力；加之上班时交往的人群是心理和生理双重受损的患者，常年目睹的是脓、血、粪、尿，耳朵听到的是呻吟、哭诉，身处这种特殊的职业环境，容易引起焦虑、烦躁、心理疲劳等不良情绪，甚至引起原发性高血压、血管紧张性头痛、消化道溃疡等疾病。

二、医务人员职业暴露的控制原则

医务人员职业暴露的控制应遵循职业病防治的优先等级原则,先应根据职业危害的类别进行风险评估,以确定医护人员接触职业风险的水平与性质。

(一)对职业暴露的风险评估

风险评估的目的是评价工作活动和工作环境导致工作人员暴露于血液、体液或污染物品、环境的危险性。考虑的因素包括以下几点。

(1)暴露于血液、体液或污染物品、环境的类型和频率。

(2)接触废弃针头和注射器的数量和频率。

(3)暴露和重复暴露的因素。

(4)综合考虑工作场所规划、设计和工作流程,估计暴露于血液、体液或污染材料的危险,包括灯光及工作台面等。

(5)得到相关医疗和急救服务的可能性。

(6)员工的安全工作流程知识和培训水平。

(7)个人防护用品的提供和使用。

(8)设备的适宜性。

(9)个体的危险因素,如皮肤损伤、皮炎和湿疹。

(10)处在暴露危险中的员工和其他人员数量。

(11)疫苗和暴露后防治措施。

(12)目前的危险控制方法和新危险控制方法的潜在需求。

(二)对职业暴露的风险控制

1.消除风险

在工作场所中彻底消除危害因素是控制职业暴露危害的最有效途径。例如减少不必要的注射,优先考虑那些同样能达到有效治疗的其他方法(如口服),从而减少血液或其他感染源的潜在暴露。

2.风险替代

如果无法消除风险,可考虑实施较低风险的操作,例如尽可能减少锐器的使用,使用毒性较低的化学物质代替原有毒性较高的消毒剂等。

3.工程控制

使用合适的机械、设备和方法来隔离危害物或将其移出工作场所,预防员工暴露。例如使用锐器盒或选用带有锐器伤防护装置的安全器械,尽可能隔绝医务人员与锐器的接触,从而减少锐器伤害。

4.管理控制

通过制定政策限制危害的暴露。例如,接种疫苗、组建职业安全预防委员会、制订职业暴露预防计划、去除所有不安全的设备、使用安全装置并持续培训等。

5.行为控制

通过员工的行为管理控制职业危害的暴露。例如,不必给用过的针头重新戴上帽套,将锐器盒放在与眼睛水平的高度并且在手臂所能及的范围,在锐器盒盛满之前倒空,在锐器处理处置之前制定操作程序等。

6.个人防护装置

在医护人员和危害因素之间设置屏障和过滤。例如使用护目镜、面罩和防护服等。它们可以防止血液溅出引起的暴露,但不能防止针刺伤害。

三、医务人员职业防护的主要措施

(一)加强职业安全管理

1.建立职业安全防护制度

建立完善的职业安全防护制度,制订工作流程、操作规范、职业暴露应急预案及职业损害的干预措施,并进行督导与考核;建立登记和报告制度及医务人员健康体检档案,定期体检,预防接种。严格执行制度和操作规程是杜绝职业暴露的有效措施之一。

2.注重职业安全防护培训

将职业安全防护知识纳入培训计划、岗前培训和专业考核内容,使医务人员充分认识所从事工作职业感染的危险性和危害性,增强自我防护意识,自觉执行防护措施,正确使用防护用品,降低职业损伤的发生率。

3.完善职业安全防护设施

容易发生职业暴露的科室,必须配备各种防护用品,如乳胶手套、防水围裙、一次性隔离衣、胶鞋、口罩、帽子、护目镜、面罩以及发生职业暴露后的处理用品(如冲洗器)等。定期检查防护用品的性能和存放数量,使用或损坏后及时更换或补充;存放处应随手可取,使用方便。

(二)物理性职业暴露的防护

1.防止或减少噪音

尽量做到操作准确、轻柔;做到说话轻、走路轻、操作轻、开关门轻;使用噪音小、功能好的新仪器、新设备;定期检查、维修、保养各种仪器、设备,保持其性能良好，吸引器应做到即开即用，各种监护仪器音量大小适宜，加强巡视，减少报警发生率，保持室内安静。

2.减少辐射和避免电击伤

接触各类电离辐射的人员，一定要做好个人防护，使用时注意距离防护和时间防护，无法回避的人员应穿好铅衣，并在安全的范围内设置铅屏风，人员的安排要合理适当，次数均摊，避免短期内大量接受射线的照射；经常对医务人员进行安全用电知识讲座，严格按操作说明执行，用毕应先切断电源，地面保持干燥，防止漏电，定期检查与维修，确保机器性能良好。

3.注意紫外线的使用

紫外线照射消毒时，应避免紫外线直射到皮肤和眼睛；进行强度监测时应戴防护面罩及眼镜。开关应安装在室外，消毒 30 分钟后方可入内，消毒后注意开窗通风。

4.防止身体疲劳

工作中应重视姿势自我调节，尽量避免被动操作，保持良好工作姿势，做到省时省力。重视使用搬运患者的机械设备，如翻身床、对接床、车等，运用力学原理工作。平时加强锻炼，减少静脉曲张，预防颈椎病及腰肌劳损。

(三)化学性职业暴露的防护

1.接触化学药物时

制定统一的化疗药物配制操作规程、防护措施及管理制度，操作时要穿防护服，戴口罩、手套、护目镜等，护士打开安瓿时应垫纱布，溶药时溶媒应沿瓶壁缓慢注入瓶底，以防粉末逸出，溶解后的药瓶要回抽气体以防瓶内压力过高，在抽药时针栓不能超过针筒的 2/3，若有外露即刻用聚维酮碘擦拭或用清水冲净，加强化疗废弃物的管理，废弃物应当用坚固的防渗漏且带盖的容器收集，并注明细胞毒性废弃物，由专人专通道运送至废物暂存间。

2.使用化学消毒剂时

减少空气污染，加强室内空气流通，定时开窗通风换气，添置通风装置，完善排污系统，加强医务人员的个人防护措施，在使用刺激性消毒剂时，首先要做到妥善储存，放于阴凉处，避光保存；在配制时应戴防护手套、口罩、护目镜，防止消毒液喷溅到皮肤、眼内或呼吸道，一旦溅入及时用清水冲洗，盛装消毒液的容器应严密加盖。

3.其他

使用麻醉剂时应选用密闭性能好的麻醉机，减少麻醉气体溢出，将排气管安装到室外排出废气。对漏出的汞可采用硫磺粉、聚维酮碘溶液等与之反应，用水、甘油等覆盖或容器加盖密封，以防止汞的蒸发，并注意开窗通风。

（四）生物性职业暴露的防护

生物性职业暴露是医院内常见的一种职业伤害，污染的锐器伤是导致医务人员发生血源性传播疾病的最主要职业因素。因此要加强职业安全教育，提高医务人员的防护意识，严格执行标准预防措施，将所有患者的血液、体液、分泌物、排泄物等均视为传染源，都要进行隔离，都要执行标准预防。对手术室护士、外科医师等高危人群，应建立健康档案，定期查体，并进行有效的预防接种。手术术前均做乙肝、丙肝、艾滋病及梅毒的抗体检测，凡是阳性者均要严格执行消毒隔离制度。认真落实医务人员手卫生规范，规范收集、运送、暂存、处置医疗废物，切断感染性疾病传播途径。

（五）心理性职业暴露的防护

丰富业余生活是消除身心疲劳的上策，积极参加健康的娱乐和文化活动，减轻压力；合理饮食，适当锻炼，增强自身免疫能力。同时加强心理训练，调节情绪，保持良好的心态，改善客观工作环境及工作待遇，提高自身素质，建立良好的人际关系，创造和谐的工作氛围，减轻心理紧张，放松情绪，加大正面宣传力度，增强职业自豪感，以更高的热情投入到工作中。

总之，医务人员是高危的职业群体，尽管职业暴露不可能完全避免，但大部分是可以预防的。只有加强职业安全防护意识、严格执行各项操作规程及消毒隔离制度、调节心理压力、提高自我防护意识，才能有效地降低职业暴露感染风险，确保医务人员身心健康。

四、不同传播途径疾病的防护

医务人员职业暴露的发生具有以下特点：一是接触的病原体未知，医务人员常常接触的是各类患者，患者病情各异、病种复杂，甚至是烈性传染病病原携带者。如果混在一般患者中间，常常不易确诊，患者和医务人员之间的交叉感染机会始终存在；二是暴露的途径多。医护人员在工作中，既可通过直接接触患者污染的血液、体液（包括精液、阴道分泌物、脑脊液、滑膜液、胸膜腔液、心包液和羊膜液等）导致感染，也可通过间接接触病原微生物污染的环境、物品、食物、水等导致感染，也可通过飞沫或空气途径（如咳嗽、咳痰、打喷嚏、谈话或支气管镜检查等）传播。

标准预防是感染防控的基本措施，是为任何患者提供医疗服务时都必须执行的基本措施。同时要求在传染病存在时在标准预防的基础上按照疾病的传播途径实施空气、飞沫、接触隔离(额外预防)。经过国际社会数十年的验证,实施标准预防及额外预防是成功、有效、经济的职业暴露防护的主要策略。

(一)标准预防

1.概念

认定患者的血液、体液、分泌物、排泄物均具有传染性,必须进行隔离,不论是否有明显的血迹污染或是否接触不完整的皮肤与黏膜,接触上述物质者,必须采取防护措施。

2.基本特点

(1)既要防止血源性疾病的传播,也要防止非血源性疾病的传播。

(2)强调双向防护,既防止疾病从患者传至医务人员,又防止疾病从医务人员传至患者。

(3)根据疾病的主要传播途径,采取相应的隔离措施,包括接触隔离、空气隔离和飞沫隔离。

3.主要措施

(1)手卫生:接触血液、体液、排泄物、分泌物后可能导致污染时,在脱手套后,要洗手或使用快速手消毒剂。

(2)手套:当接触血液、体液、排泄物、分泌物及破损的皮肤黏膜时应戴手套;手套可以降低医务人员把自身手上的菌群转移给患者的可能性;手套可以预防医务人员变成传染微生物时的媒介,即防止医务人员将从患者或环境中沾染的病原体在人群中传播。在两个患者之间一定要更换手套;手套不能代替洗手。

(3)面罩、护目镜和口罩:戴口罩及护目镜可以减少患者的体液、血液、分泌物等液体传染性物质飞溅到医护人员的眼睛、口腔及鼻腔黏膜。

(4)隔离衣:隔离衣是为了防止被传染性的血液、分泌物、渗出物、飞溅的水和大量的传染性材料污染。脱去隔离衣后应立即洗手,以避免污染其他患者和环境。

(5)可重复使用的设备:用过的可重复使用的设备已被血液、体液、分泌物、排泄物污染,为防止皮肤黏膜暴露和衣服被感染或将微生物在环境中传播,应确保在下一个患者使用之前清洁干净和适当地消毒灭菌。

(6)环境控制:保证医院有适当的日常清洁标准和卫生处理程序。在彻底清洁的基础上,适当地消毒床单、设备和环境的表面(床栏杆、床单位设备、轮椅、储物柜、洗脸池、门把手等),并保证该程序的落实。

(7)被服：触摸、传送被血液、体液、分泌物、排泄物污染的被服时，为防止皮肤黏膜暴露和污染衣服，应避免搅动，以防微生物污染其他患者和环境。

(8)安全操作：①若需要人为地去除针头时，应借助其他器械设备，避免双手直接接触针头，并有准备、有计划地保护针套或去除针头。②用后的针头及尖锐物品应弃于耐刺的硬壳防水容器内，且该容器应放在方便使用的地方。③在需要使用口对口呼吸的区域内应备有可代替口对口复苏的设备(简易呼吸器)，并应将复苏的设备清洁消毒，装袋备用。

(二)额外预防

1.概念

由于标准预防不能预防经由空气、飞沫途径传播的疾病，因此对一些临床具有传染性的疾病在待诊或确诊后，根据其传播途径采取相应的空气、飞沫、接触隔离与预防措施。

2.隔离原则

(1)在标准预防的基础上，医院应根据疾病的传播途径(接触传播、飞沫传播、空气传播和其他途径的传播)，结合本院的实际情况，制定相应的隔离与预防措施。

(2)一种疾病可能有多重传播途径时，应在标准预防的基础上，采取相应传播途径的隔离与预防措施。

(3)隔离病室应有隔离标志，并限制人员的出入。黄色为空气传播的隔离，粉色为飞沫传播的隔离，蓝色为接触传播的隔离。

(4)传染病患者或可疑传染病患者应安置在单人隔离房间。

(5)受条件限制的医院，同种病原体感染的患者可安置于一室。

(6)建筑布局应符合《医院隔离技术规范》中相应的规定。

3.不同传播途径疾病的隔离与预防

(1)接触传播的隔离与预防：接触传播是指病原体通过手、媒介物直接或间接接触导致的传播。经接触传播的如肠道感染、多重耐药菌感染、皮肤感染等患者，在标准预防的基础上，还应采取接触传播的隔离与预防。①患者的隔离：患者最好被安置在单人隔离房间。如果单人房间有限，优先把容易引起传播的患者(如持续引流、排泄不方便等)安置在单间；同种病原体感染的患者可安置于一室；如果与非感染患者或非同种病原体患者安置在一个房间时，避免与有高危感染因素或容易引起传播的患者安置在一起(如免疫功能低下或预期长时间住院的患者)，另外要保证床间距＞1 m，病床之间最好有帘子作为物理屏障，以减少患者间接触。限制患者活动范围，减少转运；如需要转运时，应把患者感染或定植的部位遮盖起来，以减少对其他患者、医务人员和环境表面的污染。负责转运的人员应做好个人防护。②医务人员的防护：接触隔离患者的血液、体液、分泌物、排泄物等物质时，应戴手套；离开隔离病室前，接触污染物品后应摘除手套，洗手和(或)手消毒。手上有伤口时应戴双层手套。进入隔离病室，从事可能污染工作服的操作时，应穿隔离衣；离开病室前，脱下隔离衣，按要求悬挂，每天更换清洗与消毒；或使用一次性隔离衣，用后按医疗废物管理要求进行处置。接触甲类传染病应按要求穿防护服，离开病室前，脱去防护服，防护服按医疗废物管理要求进行处置。

(2)空气传播的隔离与预防：空气传播是指带有病原微生物的微粒(≤5 μm)通过空气流动导致的疾病传播。经空气传播的疾病如肺结核、水痘等，在标准预防的基础上，还应采取空气传播的隔离与预防。①患者的隔离：患者应安置在负压病房内，若没有负压病房最好转运到有负压病房的医疗机构。在流行暴发期间、负压病房不能满足需求时，可把确诊为同一病原体的患者安置在同一区域并远离高危患者，事先要向感染控制专家进行咨询，评估安全性，应用机械通风的方式以达到一定的负压水平。限制患者活动范围，减少转运；如需要转运时，建议患者戴外科口罩，并遵循呼吸道卫生/咳嗽礼节。如果水痘或结核患者身体有皮肤破溃，转运时应遮盖这些部位。如果患者戴着口罩，破溃部位已被遮盖，负责转运的人员无需戴口罩。应进行严格的空气消毒。②医务人员的防护：应严格按照区域流程，在不同的区域，穿戴不同的防护用品，离开时按要求摘脱，并正确处理使用后物品。进入确诊或可疑传染病患者房间时，应戴帽子、医用防护口罩；进行可能产生喷溅的诊疗操作时，应戴护目镜或防护面罩，穿防护服；当接触患者及其血液、体液、分泌物、排泄物等物质时应戴手套。限制易感的医务人员进入隔离房间(如没有接种过水痘、麻疹疫苗)。进入肺结核、水痘患者房间时要戴 N95 口罩或医用防护口罩，注意密合性试验。而接触麻疹患者时，没有建议具有免疫力的医务人员穿戴防护用品，也没有建议没有免疫力的医务人员穿戴什么型号的防护用品，没有强调一定要戴 N95 口罩。因为没有任何证据说明戴 N95 口罩可保护易感人群感染麻疹。

(3)飞沫传播的隔离与预防：飞沫传播是指带有病原微生物的飞沫核(>5 μm)，在空气中短距离移动到易感人群的口、鼻黏膜或眼结膜等导致的疾病传播。经飞沫传播的疾病如百日咳、白喉、流行性感冒、病毒性腮腺炎、流行性脑脊髓膜炎等，在标准预防的基础上还应采取飞沫传播的隔离预防。①患者的隔离：患者最好安置在单人隔离房间。如果单人房间有限，优先把有严重咳嗽症状、痰多的患者安置在单间。应减少转运，如需要转运时，建议患者戴外科口罩，并遵循呼吸道卫生/咳嗽礼节。患者病情允许时，应戴外科口罩，并定期更换。如果患者戴着口罩，负责转运的人员无需戴口罩。应限制患者的活动范围；患者之间、患者与探视者之间相隔距离应在 1 m 以上，探视者应戴外科口罩；加强通风，或进行空气的消毒。②医务人员的防护：应严格按照区域流程，在不同的区域，穿戴不同的防护用品，离开时按要求摘脱，并正确处理使用后物品；与患者近距离（1 m 以内）接触，应戴帽子、医用防护口罩（不建议常规佩戴护目镜或防护面罩）；进行可能产生喷溅的诊疗操作时，应戴护目镜或防护面罩，穿防护服；当接触患者及其血液、体液、分泌物、排泄物等物质时应戴手套。

五、医务人员职业暴露后的处理措施

（一）局部处理措施

1.锐器伤

出现锐器伤时应立即在伤口旁边进行挤压，尽可能使损伤处的血液流出，挤压应从近心端往远心端；禁止进行伤口局部的挤压。然后，用流动水冲洗暴露的伤口或非完整的皮肤，但不能用力擦洗，用肥皂水和流动水进行冲洗。受伤部位的伤口冲洗后，应当用消毒液，如 75%的乙醇、0.5%聚维酮碘，或者其他经卫生行政部门批准的皮肤消毒液进行消毒。

2.皮肤黏膜暴露

用生理盐水反复冲洗污染的黏膜，直至冲洗干净。发生较大面积的皮肤暴露，应立即除去受污染的工作服等，就近利用可能的喷淋设施，清除污染。

（二）报告

（1）报告部门负责人（医师向科主任报告，护士或工勤人员向护士长报告）。

（2）填写“职业暴露个案登记表”，部门负责人签字后送交主管部门。

（三）评估与预防

主管部门接到报告后应尽快评估职业暴露情况，并尽可能在 24 小时内采取预防措施。

（1）立即给发生职业暴露的医务人员开具 HBsAg、抗-HBsAg、谷丙转氨酶、抗-HCV、抗-HIV、甲状旁腺素类似物检查单。如果原患者患有其他感染性疾病，应同时给发生职业暴露的医务人员开具相应的病原学及相关检查项目，以明确本底感染情况。

(2)若患者 HBsAg、抗-HBsAg、抗-HIV、甲状旁腺素类似物检测结果未知，主管医师应立即给患者开具这些项目的检查单。

(3)患者 HBsAg(＋)：医务人员抗 HBs＜10 U/L 或抗-HBs 水平不详，应立即注射乙肝免疫球蛋白 200～400 U，并同时在不同部位接种一针乙型肝炎疫苗(20 μg)，于 1 个月和 6 个月后分别接种第二针和第三针乙型肝炎疫苗(各 20 μg)。医务人员抗-HBs≥10 U/L 者，可不进行特殊处理。暴露后 3 个月、6 个月应检查 HBsAg、抗-HBsAg、谷丙转氨酶。

(4)患者抗-HCV(＋)：发生职业暴露的医务人员抗-HCV(－)，于暴露后 12 周再次检测抗-HCV，抗-HCV 阳性者建议进一步检测 HCV-RNA，HCV-RNA 阳性者建议进行干扰素抗病毒治疗；HCV-RNA 阴性者暴露后 24 周重复检测抗 HCV 和谷丙转氨酶，进行跟踪管理，并根据复查结果进行相应抗病毒治疗。

(5)患者抗-HIV(＋)：应立即向分管院长及当地 CDC 报告。由 CDC 进行评估与防护指导，根据暴露级别和暴露源病毒载量水平决定是否实施预防性用药方案。暴露后当天、4 周、8 周、12 周、6 个月应检查抗-HIV。艾滋病病毒职业暴露级别分为 3 级。一级暴露：暴露源为体液、血液或者含有体液、血液的医疗器械、物品；暴露类型为暴露源沾染了有损伤的皮肤或者黏膜，暴露量小且暴露时间较短。二级暴露：暴露源为体液、血液或者含有体液、血液的医疗器械、物品；暴露类型为暴露源沾染了有损伤的皮肤或者黏膜，暴露量大且暴露时间较长；或者暴露类型为暴露源刺伤或者割伤皮肤，但损伤程度较轻，为表皮擦伤或者针刺伤。三级暴露：暴露源为体液、血液或者含有体液、血液的医疗器械、物品；暴露类型为暴露源刺伤或者割伤皮肤，但损伤程度较重，为深部伤口或者割伤物有明显可见的血液。暴露源的病毒载量水平分为轻度、重度和暴露源不明 3 种类型。

经检验，暴露源为艾滋病病毒阳性，但滴度低、艾滋病病毒感染者无临床症状、$CD4^+$ 计数正常者，为轻度类型。经检验，暴露源为艾滋病病毒阳性，但滴度高、艾滋病病毒感染者有临床症状、$CD4^+$ 计数低者，为重度类型。不能确定暴露源是否为艾滋病病毒阳性者，为暴露源不明型。预防性用药方案分为基本用药程序和强化用药程序。基本用药程序为两种逆转录酶制剂，使用常规治疗剂量，连续使用 28 天。强化用药程序是在基本用药程序的基础上，同时增加一种蛋白酶抑制剂，使用常规治疗剂量，连续使用 28 天。预防性用药应当在发生艾滋病病毒职业暴露后尽早开始，最好在 4 小时内实施，最迟不得超过 24 小时；即使超过 24 小时，也应当实施预防性用药。

(6)患者甲状旁腺素类似物(＋)：①苄星青霉素，240 000 U 单次肌内注射。②青霉素过敏：多西环素(强力霉素)100 mg，2 次/天，连用 14 天；或四环素 500 mg，4 次/天，口服，连用 14 天；头孢曲松最佳剂量和疗程尚未确定，推荐 1 g/d，肌内注射，连用 8～10 天；或阿奇霉素 2 g，单次口服，但已有耐药报道。

(四)随访和咨询

(1)主管部门负责督促职业暴露当事人按时进行疫苗接种和化验，并负责追踪确认化验结果和服用药物，配合医师进行定期监测随访。

(2)在处理过程中，主管部门应为职业暴露当事人提供咨询，必要时请心理医师帮助减轻其紧张、恐慌心理，稳定情绪。

(3)医院和有关知情人应为职业暴露当事人严格保密，不得向无关人员泄露职业暴露当事人的情况。

参考文献

[1] 王建明,倪春辉.公共卫生实践技能[M].北京:人民卫生出版社,2021.
[2] 莫言娟.现代医院管理与医院经济运行[M].天津:天津科学技术出版社,2020.
[3] 史贵秀.临床感染病学与医院感染管理[M].天津:天津科学技术出版社,2020.
[4] 吕蕾.公共卫生与疾病预防控制[M].广州:世界图书出版广东有限公司,2021.
[5] 苏颖.现代医院管理制度与实践[M].北京:科学技术文献出版社,2021.
[6] 吕晓琪,赵建峰,张明.医学信息化技术与应用[M].北京:科学出版社,2020.
[7] 贾智波,莫微,李雪丹.公共卫生与预防医学[M].南昌:江西科学技术出版社,2019.
[8] 陈皋.新编医院感染学[M].北京:中国纺织出版社,2020.
[9] 宋芝芳.实用医院感染管理工作指南[M].长春:吉林科学技术出版社,2019.
[10] 朱振东.医院管理基础理论与实践方法[M].北京:科学技术文献出版社,2019.
[11] 韦铁民.现代医院内部管理制度[M].杭州:浙江大学出版社,2019.
[12] 陈梅.医院感染预防与控制[M].天津:天津科学技术出版社,2020.
[13] 武雪梅,田火聚,王海峰.现代实用预防医学[M].广州:世界图书出版广东有限公司,2019.
[14] 罗乐宣.重大突发公共卫生事件应对与管理[M].深圳:海天出版社,2021.
[15] 舒钧.医疗服务质量改善的信息化探索与实践导论[M].广州:世界图书出版广东有限公司,2020.
[16] 李军.现代医院医疗保险管理指南[M].天津:天津科技翻译出版公司,2019.

[17] 孙良仁.现代医院管理实践[M].北京:科学技术文献出版社,2019.
[18] 吴丹,孙治国,姜岩.医院管理与公共卫生服务[M].北京:中国纺织出版社,2019.05.
[19] 刘华之,陈世萍,丁琴丽.医院感染预防与控制研究[M].长春:吉林大学出版社,2019.
[20] 王霜.现代医院管理制度研究[M].秦皇岛:燕山大学出版社,2019.
[21] 邹妮,孙喆.医院感染管理[M].上海:世界图书出版上海有限公司,2019.
[22] 吴兆玉,陈绍成.实用医院医疗管理规范[M].成都:四川科学技术出版社,2019.
[23] 白广义.传染病防治与监督管理[M].天津:天津科学技术出版社,2019.
[24] 郑艳华.现代医院管理[M].北京:科学技术文献出版社,2020.
[25] 庄建民.医院管理新思维[M].北京:人民卫生出版社,2020.
[26] 侯建花.医院感染预防控制[M].天津:天津科学技术出版社,2019.
[27] 李峰,牛江平,张英.现代医院管理制度建设实践[M].北京:清华大学出版社,2019.
[28] 尹维佳,乔甫,吴佳玉.实用医院感染监测手册[M].成都:四川大学出版社,2019.
[29] 吕春玲.现代医院感染与消毒技术[M].哈尔滨:黑龙江科学技术出版社,2019.
[30] 苏文杰,兰卫光,张文晓.突发公共卫生事件应急管理现状及弹性能力建设对策[J].中国卫生标准管理,2023,14(22):61-64.
[31] 饶振雄,赵淑好.三甲医院传染病监测管理体系的构建及其应用价值[J].中国卫生标准管理,2022,13(21):21-24.
[32] 王蕾.传染病预防工作中公共卫生监督管理措施研究[J].中国卫生标准管理,2023,14(09):22-25.
[33] 王杰阳.综合医院传染病防治管理工作中的问题及对策[J].中国卫生标准管理,2022,13(04):136-140.
[34] 马晓梅.分析医院感染管理科在传染病监控中的作用[J].当代医学,2022,28(05):89-91.